本书受国家重点研发计划科技冬奥重点专项（2021YFF0306500）资助

安睡·安心：心理自助手册

孙洪强　主编

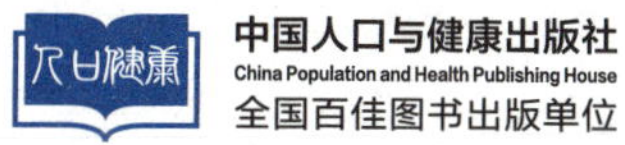
中国人口与健康出版社
China Population and Health Publishing House
全国百佳图书出版单位

图书在版编目（CIP）数据

安睡·安心：心理自助手册 / 孙洪强主编．—北京：中国人口与健康出版社，2024.5

ISBN 978-7-5101-9927-1

Ⅰ.①安…　Ⅱ.①孙…　Ⅲ.①心理健康–健康教育　Ⅳ.① R395.6

中国国家版本馆 CIP 数据核字（2024）第 078035 号

安睡·安心：心理自助手册

ANSHUI · ANXIN : XINLI ZIZHU SHOUCE

孙洪强　主编

责任编辑　刘继娟
策划编辑　刘继娟
装帧设计　华兴嘉誉
责任印制　林　鑫　任伟英
出版发行　中国人口与健康出版社
印　　刷　北京柏力行彩印有限公司
开　　本　880 毫米 ×1230 毫米　1/32
印　　张　4.75
字　　数　90 千字
版　　次　2024 年 5 月第 1 版
印　　次　2024 年 5 月第 1 次印刷
书　　号　ISBN 978-7-5101-9927-1
定　　价　25.00 元

电子信箱　rkcbs@126.com
总编室电话　（010）83519392
发行部电话　（010）83510481
传　　真　（010）83538190
地　　址　北京市西城区广安门南街 80 号中加大厦
邮政编码　100054

编委会

主　　编：孙洪强

副主编：胡思帆　倪照军

编　　者（按姓氏首字母排序）：

陈　云　郭誉鹏　胡令明　胡思帆

孔志斐　李朝伟　李祥雪　娄思佳

卢盼盼　倪照军　孙洪强　孙琦清

王　丽　吴　菲　于雯雯　张安琪

张云龙　周　洋　周盈盈　朱立悦

学术秘书：王　丽

序

良好睡眠，健康之源。睡眠是心理健康重要的因素，心理健康是每个人幸福生活的基础。现代社会生活节奏加快，睡眠和心理问题的发生率逐年升高。掌握一定睡眠心理健康相关知识，对全社会提高精神心理健康意识具有重要意义。

这本《安睡·安心：睡眠心理自助手册》，分为睡眠篇和心理篇两个部分，包含疾病科普、科学睡眠与健康心理等内容，从科学专业的视角，用通俗易懂的语言，解答大众关心的睡眠和心理问题。

本书编写团队长期从事睡眠和心理疾病的临床诊疗及科研工作，致力于睡眠心理卫生健康宣传与疾病普及，参编多部睡眠医学相关教材、指南、科普书籍等，在北京大学第六医院成立失眠心理治疗门诊，创办睡眠心理科普公众号，推进睡眠心理健康科普宣传。

本书可以作为普通大众、患者及家属的睡眠心理健康科普书，也可以是精神心理卫生相关从业者的参考工具书。翻阅本书，了解睡眠和心理健康知识，做自己睡眠心理健康的第一责任人。相信本书的出版必将为我国睡眠心理健康的普及和促进做出积极的贡献。

陆　林

2024 年 3 月

前言

当今社会，焦虑、抑郁等情绪似乎常常伴随在我们日常生活中，很多心理问题由于没有及时干预治疗，最终发展成为精神疾病。

我们调研了目前市面上关于心理的书籍，这些书籍多以自传、随笔居多，科普书籍相对较少。因此，我们希望本书避开“说教”，避开“鸡汤”，能够在你不知所措时给予一个指引，帮助你去寻找适合的方法，寻找适合的能量。我们希望心理篇不仅是精神疾病的科普书，也是你发现情绪不对劲时的心理指南。

本书除了介绍“抑郁症”“焦虑症”“双相情感障碍”“精神分裂症”“进食障碍”等常见的精神疾病，还关注了当下人们常面对的“上班心累”“不想社交”“压力爆表”“内耗”等困扰。本书不是简单地介绍疾病，而是从实际面临的“疼痛”“厌学”“濒死感”等痛苦出发，介绍疾病在日常生活中的表现和影响。本书不是简单地讲解知识，而是从大家在治疗过程中的疑问和困境出发，介绍“家属应该怎么做”“服药的注意事项”“什么情况下需要住院”“因病休学后怎么复学”等具体的方法和技巧。

我们虽然尽我们所知、所能编写，但难免有纰漏，敬请读者朋友不吝赐教，多提宝贵意见。

希望通过阅读本书，能够帮助你以平常心待无常事，学会关注自我及周围人的心理健康状况，疗愈自己，也疗愈你周围的世界！拥抱更好的自己，走向更好的明天……

孙洪强

2024 年 3 月

目录 | Contents

认识它

理解它

调控它

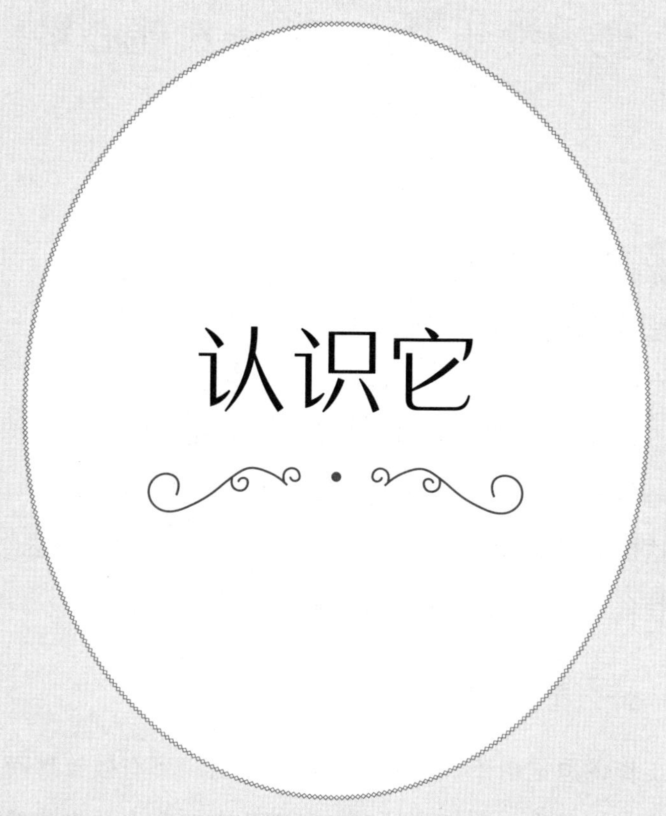

认识它

有能力没动力，想到上班就心累！这个方法帮助你

你有过这样的体验吗？

总感觉到特别累，不想上班，只想躺平；

上班时急躁易怒，懒懒散散，办事拖延；

下班后无心社交，作息紊乱，饮食失调；

总是被动地完成分内工作，深感工作没有意义……

这提示你可能出现工作倦怠了。那么，什么是工作倦怠呢？又有什么方法可以避免和克服它呢？

什么是工作倦怠？

工作倦怠是由于长期的工作压力没有得到有效管理而导致的身心耗竭状态，包括精神疲惫、工作懈怠和专业自我效能降低三个维度，换言之为“心好累，不想干，我不行”。

工作倦怠的常见表现包括身体不适和心理状态不佳。

身体不适：失眠、疲劳、食欲减退、心悸、胸闷、免疫力下降等。

心理状态不佳：失控、消极、悲观、烦躁、不安、冷漠、低

落等。

该如何预防和缓解工作倦怠？

1. 坦然面对，自我肯定

产生倦怠并不说明你无能。其实每个人都可能出现倦怠，没准儿坐在你对面那位元气满满的同事，也在经历跟你同样的苦楚呢。

因此，我们需要正确看待倦怠，正确归因工作中的不顺，积极认定自我的优势。在工作中敬业自爱，相信自己是有价值的、有意义的，是不可或缺的。

2. 释放压力，合理规划

积极看待压力，使用一些简单有效的压力管理技能，如深呼吸、转移注意力、安排休闲活动、养成健康的生活方式，均有利于预防和缓解工作倦怠。

此外，明确职业规划、树立每个阶段的目标、不断精进个人技能、有计划地做事，均可增强你对工作的掌控感，提高你的成就感。

3. 积极暗示，关爱自我

心理学研究表明，多用积极暗示，在头脑中反复想象实现目标后的情景，这样可以促进多巴胺的分泌，提高干劲。此外，进行自我同情和自我激励可以激活大脑舒缓机制，缓解压力，改善倦怠。

4．建立连接，增加能量

研究发现，积极的内心能量（可以通过爱抚孩子、拥抱伴侣、照看宠物、亲近大自然等获得积极的能量）、和谐的人际关系和良好的社会支持均能有效缓解倦怠感。

新的一周，请记得肯定自我，保持自信，宣泄情绪，增加能量，一步一步将自己从倦怠感中解脱出来……

（胡思帆）

胆小害羞，不想社交！这些方法送给你

与人沟通是一个人必备的社会技能。人的一生中，没有谁是一座孤岛。

然而，5% ～ 12% 的人受困于社交，他们害怕与人打交道，想逃离别人的注意，正常的社交于他们而言是一种“炼狱”。

生活中的你，有过这样的体验吗？

不敢从成排的人面前走过；

不愿意在人面前打电话；

在公众场合发言时，心慌脸红、头脑空白；

在与领导交谈时，胆怯嘴笨、拘束不安；

在路上碰到熟人时，赶紧低头，佯装未见……

以上情况，如果恰好说的是你，那么不妨从现在开始行动，一起来自我疗愈……

认识差异，社交恐惧≠内向害羞

社交恐惧，又称社交焦虑，是对社交活动感到强烈恐惧和担忧，并出现回避。

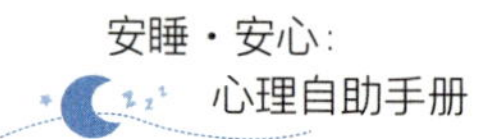

这是一种心理疾病，常见于 17 ～ 30 岁和具有追求完美、自我评价低、敏感多疑、极度自我关注等心理特征的人群。

然而，内向是一种性格，内向的人往往不恐惧，不逃离，更不会担忧社交。

放下心防，最好的疗愈是自我成长

进行自我暗示

每天可以对自己说“我相信自己，我行我可以”等类似积极的话语。研究表明，长期积极的自我暗示有助于改变和重塑人的潜意识，提升自信心。

坦然接纳自己

接纳的关键不在于让自己变得更好，而是接纳自身的不完美，欣赏自己，认可自己，建立自信。要知道自信并不是来自外在的认可，而是来自内在对自我的肯定与接纳。

坚持自我约束

生活中避免喝酒或食用含咖啡因的东西（如茶、咖啡、可乐、巧克力等）。咖啡因会加重焦虑情绪，饮酒壮胆会导致人前失态，并可能染上嗜酒的恶习。

合理应对，有效的方法是自我调整

调整呼吸

研究显示，急促且无规律的呼吸会加剧焦虑和恐惧反应。

调整呼吸频率，对舒缓紧张情绪效果显著。科学的深呼吸方法是“吸—停（屏气 10 秒左右）—呼”。

吸气时，用鼻子缓慢均匀地深吸气，吸到不能吸为止；呼气时要用嘴用力吐气，最大限度地将气体排出体外，如此反复多次，直至平静。

放松训练

在一个舒适安静的空间，从头部、脖子、手臂、胸背、臀部、下肢依次进行放松，这能有效帮助克服焦虑所产生的身体不适。

此外，双脚与肩同宽，然后轻轻踮起脚，几秒后放下，如此循环，直至舒适，这有助于平复恐慌不安的心情。

使用物品

研究发现，在社交场合中，手握住东西可以给人一种安全感。当你感到焦虑恐慌时，不妨手里抓些身边的物品，如纸巾、笔、手绢等，这将可能提高你在社交场合的安全感和舒适度。

积极面对，寻求专业的诊治

研究发现，专业人员指导下的认知行为治疗、森田疗法、系统脱敏疗法、暴露疗法、催眠治疗等心理治疗，能有效缓解社交焦虑。

森田疗法

原则是“顺其自然，为所当为”，要求服从事物客观规律，接受消极体验，将注意力集中在该做的事情上，而不是症状上，这将有效减轻痛苦体验。

系统脱敏疗法

在专业人员的指导下，先进行放松，然后分等级不断对你进行恐惧性刺激，使你的恐惧反应或恐惧感逐渐被放松的体验所取代，最终实现疗愈。

暴露疗法

在无害和避免逃避的前提下，在良好医患关系的基础上，鼓励直接进入最让人感到恐惧的情景中，或者将恐惧对象直接暴露，从而达到治疗效果。

世界可爱，岁月可人。愿我们接纳自我，以诚相交，克服社恐，重拾自信，拥抱更好的自己，走向更好的明天。

（胡思帆）

压力就是动力！压力越爆表越硬扛，太难了，有效的办法是什么

已有研究表明，压力导致 43% 的成年人受到健康困扰，在看社区医生的所有患者中，75% ～ 90% 存在压力相关问题。

在如今高速运转的社会，你有压力吗？压力来了，你是逃避，是硬抗，还是选择积极面对呢？你是否有一些自己的压力管理方法呢？

正在承受压力的你们，请从忙碌中放松片刻，来寻找适合自己的有效办法吧！

走出压力误区

国外研究显示，跟生活没有压力的人相比，生活中有急性压力的人可能有更聪明和敏锐的头脑，更多的积极情绪。斯坦福大学心理学教授凯利提出："最幸福的人并不是没有压力的人。相反，他们是那些压力很大，但能积极看待压力的人。"由此看来，并不是所有的压力都是不好的。那么，我们什么情况下需要减压呢？

正确识别压力

当你出现以下状况时，需要提高警惕：浑身酸痛（尤其是头部、腰部、后背等部位）、暴饮暴食、肠胃不适、频发感冒、性欲低下、严重掉发、睡眠紊乱等躯体表现，以及开始变得“负能量”爆棚、颓废消极、莫名抵触开心的事情、与他人相处时敏感、容易过度解读别人的话、交谈时总是带有攻击性等情绪状态。

有效管理压力

调整压力应对态度，学会一些简单方便、安全放心、科学有效的压力管理方法，有利于我们的身心健康。

积极看待压力

国内外研究均显示，改变对压力的看法，采取积极的方式看待压力（相信适当压力有助于健康、能提高工作效率和表现，并积极寻求资源解决压力源），这会让你更健康和幸福。

深呼吸

深呼吸是最快、最简单的一种有效的减压放松方法。在做深呼吸时，建议闭眼放松，注意力集中在一呼一吸上。

方法：用鼻子均匀缓慢地深吸气，吸到不能再吸为止，接着屏住呼吸，持续 10 秒左右，然后用嘴慢慢地将气体彻底呼出来。如此反复多次，直到觉得平静。

转移注意力

当在生活中感到压力大时，你可以选择转移注意力，及时处理不良情绪。比如，做一些能转移你注意力的事情——听歌、聊天、追剧、购物、睡觉、按摩、阅读、涂鸦、泡澡、烘焙、写日记、打扫房间、哭一哭、笑一笑、想象美好事情等，都能帮助你释放压力。

寻求社会支持

良好的社会支持是一种科学有效的减压办法。适量参加社交活动，多与信任的家人、朋友和同事沟通交流，可以舒缓压力，促进社会适应。倾诉时，选择愿意倾听且有能力开导你的人。必要的时候，可以求助心理医生。

养成健康的生活方式

均衡饮食，禁烟少酒，规律作息，适量运动，合理规划每天的任务清单等，养成这些健康的生活方式，是一种有效的减压放松办法。保持一定频率的伴侣间的抚摩、亲吻、拥抱等动作能促进多巴胺和内啡肽的分泌，让人心生愉悦，这也能有效地舒缓压力，提高生活质量。

科学应对压力

运动员在备战大赛时，该如何科学应对压力呢？

1. 接受压力的存在，允许自己紧张、心慌、出汗、易怒、沮丧等。

2. 使用深呼吸、转移注意力、寻求社会支持等减压技巧应对压力。

3. 适当进行自我暗示：压力可以助我进步，可以让我在赛前做好充分准备，并在赛时能充满激情、更兴奋、更投入地参加比赛。

（胡思帆）

一不小心就内耗，忍不住想太多！这该怎么自救呢

你有过这样的时候吗？

做事犹豫不决，怕这怕那，总想到它的负面因素，迟迟不敢行动；

看到身边的人积极上进，内心时时感到精神紧绷、恐慌、自责和懊悔；

发信息时对方不回，或收到带有感叹号的回复，就反复琢磨，惴惴不安；

别人一个眼神或者无心言语就会让你想很多，在心里演绎起自我怀疑的戏码。

当你中了以上任何一条，说明你可能正一步一步陷入内耗的旋涡……

俗话说：破山中贼易，破心中贼难。那么我们该如何摆脱内耗呢？

了解是前提

内耗，又称精神内耗或心理内耗，当人们在管理自我时

需要消耗心理资源，但当心理资源不足时，人们就会处于内耗状态。长此以往，会让人活得犹如惊弓之鸟，身心俱疲。

这在高敏感、低自尊以及完美主义的人群中更容易出现。

接纳是关键

烦恼本无根，不捡自然无，困惑本无源，不纠自轻松。

当在生活中发现自己特别在意别人的评价、容易敏感或玻璃心、常常自我攻击时，请允许自己觉察它、感知它、接纳它。

合理审视自己，正视缺点，欣赏优点。其实自己并没有想象中的那么糟糕，别人也没有想象中的那么幸福。

行动是良方

世上本无事，庸人自扰之。内耗来源于对问题的恐惧，而大部分恐惧来源于想象。

面对这种情况，一个行之有效的方法就是行动。当你全身心投入地去做、去行动，你会发现事情比你胡思乱想的容易多了。

当下是重点

“物来顺应，未来不迎，当下不杂，既往不恋。”事情没发生之前，不患得患失，事情来了，就坦然面对。

专注在当前正在做的事情上，去经历，去面对，去感受，不论是学习、工作还是娱乐。

过去的已经过去，未来的正在来。请记得识别情绪，接纳自我，积极行动，关注当下，把自己从内耗中解脱出来。

（胡思帆）

那些幸福感很强的人在用的这些方法，你要试一试吗

得到幸福，是所有人的目标。

扑面而来的幸福感往往取决于人生的态度，来源于内心的富足，存在于生活的细节。

有希望，有事做，有人爱，就是与幸福的双向奔赴。

你幸福吗？在这没有标准答案的问题中，我们又如何让自己的幸福感更高一些呢？

定义幸福，理解本质

幸福感，通常指“主观幸福感”，包括生活满意度、积极情感和消极情感三个维度。它既是主观上的快乐体验，也是心理上的自我满足，更是积极情绪、投入感和生活意义的综合。

幸福感高的人常见特征有：高自尊、积极乐观、有亲密的朋友或伴侣、有自己的爱好、有可以施展才华的工作等。

感恩活着，关注当下

幸福的真谛是不管遇到怎样的考验或波折，我们都应该为

活着本身而感到由衷的快乐并感恩。

生活千种，人生百态。提高幸福感的有效办法是：不计较好坏，全身心认真去接纳、投入和体验此时此刻的生活，关注当下内在的感受。

与人为善，建立连接

良好的人际关系是提升幸福感的有效捷径。敞开心扉，把正面和负面的经历写下来或者跟信任的人倾诉，可以提高人们的身心健康水平。

工作之余，尽量多和自己的朋友们在一起，尽力去帮助他人。当我们在帮助他人的时候，实际上也是在帮助自己。自助和助人往往密不可分。

设置目标，想象美好

获得持续幸福的秘诀是，设定一个值得奋斗的目标，并为之拼搏。在实现目标的过程中，种种的经历和感受，其实就是我们幸福的来源。

在生活中，你可以时常想象那些能让你开心的画面，比如，和爱人共处的温馨时刻，在工作上得心应手的时候，或者只是单纯地想着幸福、宁静或欢愉等积极的字眼，这均能促发积极的力量，提升内心的幸福感。

端正心态，养成习惯

提升幸福感的小妙招是少抱怨，多努力，接受不完美，学会换位思考，培养兴趣爱好，定期整理房间，保持规律作息，坚持运动。

积极情绪与自然环境以及体育锻炼密切相关。温暖的阳光、新鲜的空气、蓝色的天空、绿色的树木、整洁的房间、户外活动等可以让人体验到更多的幸福。

体验幸福，提升幸福感，每个人都有最适合自己的方法，重要的是行动起来，让我们一起更幸福……

（胡思帆）

我们为什么会感到快乐，如何释放“快乐激素”

情绪和一些身体功能会受到体内的激素水平影响，那么，什么方法可以促进“快乐激素”的分泌呢？

与快乐相关的激素

多巴胺：多巴胺是我们最常提及的快乐因子，它还被称为“奖赏激素”，主要作用在大脑愉悦和奖赏中心。当我们设定一个目标并为之努力，或在经历新鲜、刺激、有挑战的事情时，大脑会分泌多巴胺。但是，在多巴胺分泌不足时，可能会产生焦虑、疲倦等。

血清素：血清素又叫 5- 羟色胺，也常被称为“快乐分子”，血清素在积极情绪中起着重要作用，它与快乐、放松、自信、攻击性、愤怒、体温、情绪、睡眠、性欲等有关。血清素与情绪相关，并且血清素系统的功能损害会影响到多巴胺的分泌。

内啡肽：当身体通过运动变得活跃或身处恐惧中时，内啡肽便会释放出来。内啡肽与大脑中的受体结合有减轻疼痛，增加欣快感，促进食欲、性欲以及增强免疫力的作用。大脑中高浓度的内啡肽会产生欣快感，增强愉悦感，并抑制情绪和身体上的疼

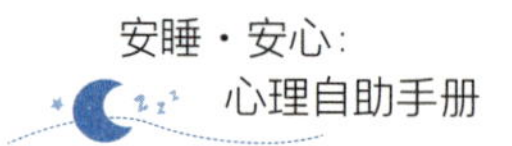

痛。低水平的内啡肽则会引起焦虑，也能让人们更加意识到疼痛。

那么，怎样提升这些“快乐因子”的水平，让我们更加快乐，减少抑郁呢？

让自己快乐起来的办法

科学饮食：服用鱼肝油、膳食补充剂和少吃加工食品会帮助提升上述激素的水平。适量吃点黑巧克力或富含 ω-3 脂肪酸、镁和锌的食物，有助于血清素的产生；豆类、深海鱼类、奶制品、坚果和新鲜蔬果，均有助于合成多巴胺。

坚持运动：坚持运动是公认的提升快乐激素的最好方法。并不需要过于复杂和专业的运动就可以促进内啡肽的释放，例如，随便在家附近散散步、骑骑自行车或进行其他形式的活动等。此外，身体按摩、静坐、瑜伽等也能促进内啡肽的分泌。

多晒太阳：多到户外走走、晒晒太阳，可促进多巴胺产生，舒缓情绪，尤其是早上醒来晒晒太阳，能刺激大脑分泌血清素，让人一整天都神清气爽。

开怀大笑：笑也是一种全身锻炼。它可以改善大脑功能的协调性，从而提高警觉性和记忆力。笑还可以增加血氧，研究表明，20 秒的笑对心脏的益处与 3 分钟的剧烈划船一样多。

希望大家都能拥有让自己高兴的方式方法，能从平凡的生活中体会到美好的快乐。

（张安琪）

为何一到秋天就犯困

“昏暗的秋天，携来丰硕的果实，美好的夏日，光彩渐渐暗淡。”随着几场秋雨的降临，炎热退散。秋意徐来，也为我们带来一些困意。

从中医角度来看，在天气由热转凉的交替时期，自然界的阳气由疏泄趋向收敛，人体内阴阳之气的盛衰也随之转换，进而容易感到困乏。

现代医学认为，光照是调节人体睡眠与觉醒的重要因素，早晨的阳光促使苏醒，黑暗的夜色促使入睡。从夏季转入秋冬季，日出时间逐渐推迟，白天光照逐渐减少，即促使觉醒的因素减弱了，所以在秋天会觉得睡不醒、容易犯困。

由此可见，“秋乏”是一种正常的生理现象，无须特别担心。但是，如果还伴有一些其他不舒服的表现，比如，总是高兴不起来，做什么都提不起兴趣，无法完成日常的工作或学习。这种情况可能不单纯是“秋乏”了，需要警惕是否患有季节性情感障碍。

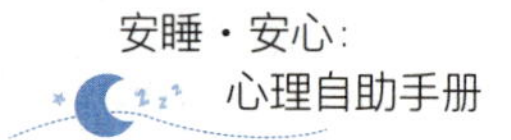

什么是季节性情感障碍？

季节性情感障碍是一种情绪障碍，在一年中特定的时间出现抑郁表现，在一年的其他时间完全缓解。它通常发生在秋季或冬季，在春夏两季少见。

根据国外的统计，在普通人群中，其终生患病率为 0.5% ～ 2.4%；重度抑郁症人群中，10% ～ 20% 具有类似的季节性发作模式。

季节性情感障碍有哪些表现？

季节性情感障碍需要满足两个条件：一是需要具有明显的抑郁表现，二是抑郁发作必须与一年中的某段时间密切相关。例如，在秋季发作，进入冬季后好转，春夏两季基本正常。

抑郁主要有三方面的表现：①情绪低落；②兴趣减退，做事情提不起兴趣；③精力体力下降，容易疲劳。此外，注意力、记忆力下降，自我评价降低，自责自罪，对未来感到悲观绝望，食欲下降，睡眠不佳，乃至有轻生的想法，这些也是抑郁的常见表现。

如果连续至少两年在同一个季节出现以上症状，在其他季节都没有症状，那么就很可能是患有季节性情感障碍。

如何应对季节性情感障碍？

虽然季节性情感障碍一般会随着季节的更替而好转，但持续一季的抑郁症状会显著影响日常生活，因此建议去精神科就诊。

季节性情感障碍的治疗包括光照疗法、药物和心理治疗。此外，养成良好的日常生活习惯也能起到一定的预防作用，包括规律作息、适量户外运动、增加室内光照、进行放松训练等。

需要注意的是，如果抑郁的表现持续了很长时间，不论季节如何变化都没有好转，甚至还有逐渐加重的趋势，则应当及时去精神科就诊，寻求专业的帮助和指导，尽早进行诊断与治疗。

（李朝伟）

哪些习惯性想法可能影响你的心理健康

你是否常常将事情归为负性事件，而且第一时间将事情的原因归到自己身上，即使这个事情与你并无关系？当一件负性事件发生时，你是否会反复思考事情的原因和结果？你是否时刻要求自己事事完美，如果达不到自己认为的完美标准就会崩溃，完全否定自己？

以上三件事分别是负性自动思维、反刍和非适应性完美主义的常见想法，这些想法很可能影响我们的心理健康。

负性自动思维是指在大脑中突然出现的、稍纵即逝的、不稳定的、肤浅的负性认知，这会阻碍我们对事情、自我、未来和世界的理性评价。负性自动思维的出现常常伴随着抑郁、焦虑等不良情绪和行为的产生。Beck 的抑郁认知模型认为导致产生不良情绪的直接原因不是外界事件，而是人们对于诱发情绪的事情的负性认知。同时，负性自动思维出现的频率是抑郁症状严重程度的重要预测因素。

反刍则是指反复的、长时间的对自我、感觉、个人关注和令人不安的经历进行思考。反刍放大和延长了消极情绪状态和相关消极思维，妨碍了我们有效解决问题，并降低了我们对不断变化的意外情况和情境的敏感性。研究发现，反刍与抑郁症、焦虑障碍、失眠障碍、进食障碍和物质滥用等精神疾病及冲动行为密切相关。此外，反刍还会干扰治疗，限制心理干预的效果。

近年来，非适应性完美主义（Maladaptive Perfectionism，MP）及其对学生心理健康和学业成绩的影响受到越来越多的关注。MP 被定义为事事要求有完美表现的认知倾向，并将与自我定义的理想相差的微小偏差视为对自尊的重大威胁。更具体地说，它涉及不切实际的自我期望、持续的自我批评以及在评估绩效和自我价值时全有或全无的想法。这些完美主义倾向早已被认为是焦虑障碍、抑郁障碍、进食障碍和强迫症的危险因素。目前的研究表明，完美主义思维是学术环境中普遍关注的问题。然而，在那些表现出 MP 的人群中，对高水平表现的渴望伴随着扭曲的认知，这些认知会对学习成绩产生负面影响并增加个体的心理健康负担。鉴于此，及时识别和干预这些错误认知是非常重要的。

因此，我们要注意识别自己的一些习惯性想法，尤其是负性想法，避免影响自己的身心健康！

（于雯雯）

哪些人更容易有心理问题

心理问题是一个逐渐累积的过程，当一个人在生活中不断受到刺激，却又无法调节时，往往会出现抑郁、焦虑或是紧张情绪。这些心理问题如果没有得到及时的干预治疗，而且又持续受到刺激，则往往会导致情绪问题加重，进而转变成精神障碍。所以重视心理问题，及时将它扼杀在摇篮里才是最明智的选择。那么什么样的人容易出现心理问题呢？

患有慢性疾病的人群

有些慢性疾病与心理问题相互关联，例如，帕金森病和脑卒中等疾病会导致大脑结构发生变化。在某些情况下，这些变化可使患者情绪持续低落，导致抑郁症的发生。慢性病患者由于长期服用药物控制病情，而且疾病较难控制，极易出现心理及行为反应的异常。病情的变化也会影响患者的情绪，病情恢复得越慢，患者越消极，而不良的心境也会影响病情的进展，从而形成恶性循环。

自我调节能力较差的人群

生活中感情与家庭的变故都可能成为导致心理问题的导火索。一般来说，个体具有自我调节情绪的能力。每个人或多或少会经历短暂的情绪低落、愤怒、焦虑，而过度冲动与钻牛角尖会使我们无法理智、有效地解决问题，如果负性情绪长时间无法得到缓解，久而久之很有可能发展成令人棘手的心理障碍。在大都市日夜奔波的白领们也是心理问题的易感人群之一，强大的工作强度与高压环境可能导致内分泌失调，进一步加速心理问题的产生。

总是压抑情绪的人群

不善于表达自己的情绪和欲望，而是压抑自己的感受，并倾向于在身体、情感和言语上分离的人，在共生和亲密关系中可能短期内会获得情绪缓解。但适当的宣泄属于正常的生理及心理需求，如个体长期压抑情绪，他们会经历更高程度的焦虑和情绪困扰，因为不分享自己的感受，将严重缺乏他人的支持。这种模式使他们难以有效应对生活和工作压力。

睡不好的人群

睡眠对心理健康具有重要的调节功能，但睡眠障碍，尤其是失眠，可能会导致大脑神经可塑性和应激免疫途径受损，从而导致精神障碍。现代生活中，随着网络、娱乐、工作环境的改变，失眠的患病率越来越高，失眠可能是导致心理问题的因素，也可以作为心理问题的症状表现出来。失眠的人往往比不失眠的人更容易产生抑郁和焦虑情绪。所以，睡眠不仅是休息的过程，更是心理健康的保障。

以上人群在我们的日常生活中处处可见，也许自己就是其中的一员。如果发现自己或身边人存在一些心理问题，要积极面对，及时处理。

（朱立悦）

呼吸能让人放松吗

“呼吸能使人放松吗？”这个问题的答案是肯定的。虽然呼吸是我们每天无时无刻不在做的事情，但我们往往很难察觉到呼吸的重要作用。除了维持我们基本的生命体征，呼吸也可以作为一种心理治疗方式，来调节心理状态，放松心情，改善焦虑等不良情绪。那么呼吸是如何使人放松的，以及它帮助放松的原理是什么呢？

用呼吸来调节情绪的方式叫正念呼吸，首先我们来认识一下正念。正念冥想的主要内容是对自己的情绪、精神状态和周围环境的时时刻刻觉知意识的培养，或者说为出现的内在和外在刺激进行的非批判性观察、包容与接纳，从而改变一个人与刺激的关系。

但是我们调节注意力的焦点，使它能时时刻刻地观察和注意到思想和感觉的变化，并不是一件容易的事情，这需要有持续注意的能力。而培养对呼吸的持续关注就可以将注意力锚定在当前的体验中，以便当思想和感觉在意识流中出现时可以被探测到。而转换的技巧使练习者一旦意识到一种思想或感觉，就能把注意力拉回到呼吸上。通过对呼吸的关注，培养持续的注意力，从而进一步达到观察、包容与接纳自己的感受。正念呼吸这种修行智慧在西方备受推崇，如苹果创始人乔布斯就经常借助正念冥想整理思路，还有硅谷金融机构，也把正念作为必修课。

那我们如何在生活中应用正念呼吸的技巧来放松自己呢？一般这个过程包括三个步骤：

首先需要我们安静地坐下来，保持背部挺直，但不要用力绷紧，闭上双眼；然后将注意力放在呼吸上，注意气息吸入和呼出时的感觉，但不要试图去控制呼吸节奏。

在练习过程中，我们的大脑可能会冒出非常多的想法或杂念，这是初学者常见的现象。练习中我们唯一的任务是，当意识到脑海中产生其他想法导致走神的时候，重新把思维带回到感受呼吸的节奏上。

初学者在刚开始时，可以使用相关的音频来引导自己进入状态，当我们熟悉这个流程后，就可以自己随时随地地使用正念呼吸的方式进行放松。除了放松，正念呼吸的练习还可以帮助我们增强注意力，增加内感受知觉，以及调节情绪、改善睡眠等，长期练习使用，对我们的心理状态有很大的调节作用。

在一呼一吸间，感受此刻与当下，开始自己的智慧修行，让我们从现在就开始吧！

（李祥雪）

心理治疗就是谈话吗

现代社会，人们面对着日益增长的生活和工作压力，常常会受到情绪的困扰。心理治疗的出现，在带来希望的同时，也让人倍感好奇。“心理治疗就是聊聊天、谈谈话吗？聊天和谈话谁不会呢？为什么还要专门花钱请心理治疗师呢？心理治疗有用吗？”

心理咨询和心理治疗有相似之处，都是通过与心理咨询师或接受过专业训练的精神科医师交谈来解决心理健康问题的方式。不同于心理咨询，心理治疗一般在医院、心理诊所开设门诊，医生要获取医学专业资质，且多是在心理科工作或者精神科工作的医师。

心理治疗的确以“谈话”为载体。整个心理治疗的过程，心理治疗师主要通过语言来帮助来访者。有谚语说“良言一句三冬暖，恶语伤人六月寒”，心理咨询师经常会鼓励来访者用语言而不是用冲动行为来表达情绪和想法，因为用语言表达后，用冲动行为表达的可能性就会降低很多，很可能不会引起自伤自杀、攻击他人等后果。

尽管心理治疗的方式主要是谈话，但心理治疗不同于一般意义上的聊天，心理治疗是一种专业的治疗活动。首先，实施这种帮助的是受过专门训练、熟悉人格发展理论及行为改变理论的心理治疗师。其次，这种帮助是在专业的架构下进行的，是被法律法规所认可的，有固定的活动场所，遵守一定的流程，并受行业规范的监管等。其过程是利用心理学的专业理论知识，通过严格科学的理论体系和操作规程，从而帮助人们解决心理问题，解除心理危机，促进人格发展成长。谈话也是基于医学、心理学和社会学等多门学科的专业理论。比如，当心理治疗师问您："您是哪里人？做什么工作？"可能是在评估您的社会文化背景、社会功能、认知功能、人际关系，甚至人格特征。治疗师的谈话背后都有专业性和科学性的支撑。

心理咨询并非通常意义上的"安慰"和"聊天"，不是替人决策，而是引导帮助。心理治疗期间，心理医生或心理咨询师主导的谈话，始终是围绕着咨询来访者的核心困境问题，有明晰的解决目标，使来访者自己逐渐发现解决问题的途径并激发出摆脱困境的动力。心理治疗谈话的所有内容仅局限在咨询室里，最大限度地尊重和保护来访者的隐私权；心理咨询师或心理医生是经过长期专业训练的，绝不会带入任何的评判、批评、要求等主观意识，始终为来访者营造一种被尊重、被理解、被保密且安心的谈话氛围，使来访者感受到被共情、被接纳、被支持、被看见，启发来访者看到自己的困境，带领其找到更好生活的可能。而普通聊天谈话，或做思想工作谈话，被谈话者常常是被指责、被要求、被不许可，甚至被伤害，不仅不能帮被谈话者解决问题，反而很可能起到反作用。

《心理治疗如何改变人》的作者莫妮卡·布里永说:“心理治疗是一段双人旅程，正是这种主体间的对话使心理治疗取得进展，而改变正是源于这种相互影响，同时影响着来访者和心理治疗师。”也就是说，心理治疗师的“说话”和来访者的“说话”成为“主体间的对话”，最终会促使来访者完成“改变”。普通聊天更像一种漫无目的、天马行空的日常发泄，而心理咨询与心理治疗是以帮助人们解决心理上的困扰和精神痛苦为目标的可行方法。

（周盈盈）

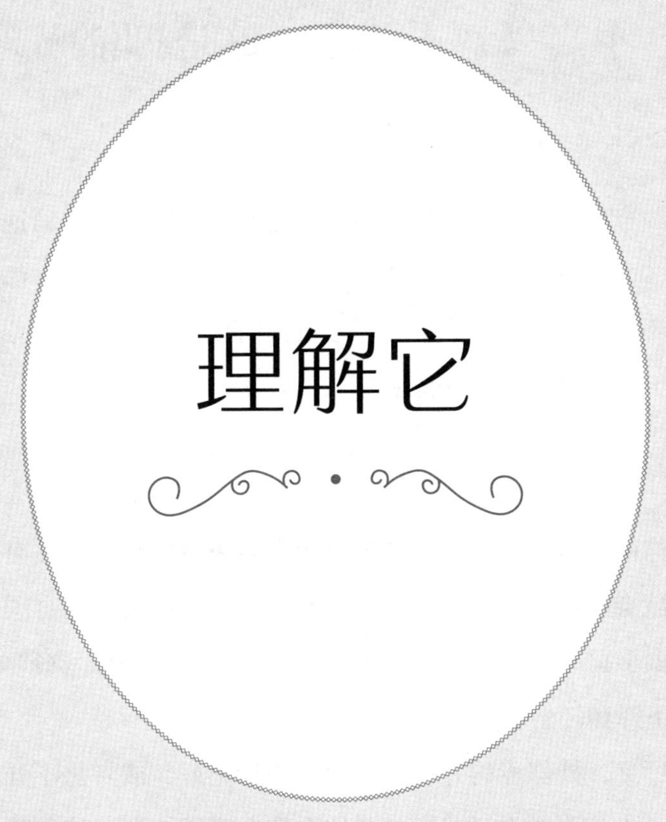

理解它

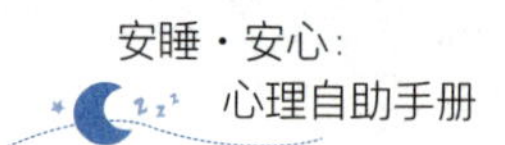

不高兴，不开心，这是抑郁吗

调查显示，我国抑郁障碍的终生患病率为6.8%，而这些患者中，可能只有不到10%在接受专业的救助和治疗。抑郁障碍并非不治之症，但缘何成了人类健康的第二大杀手呢？这里，有关于抑郁障碍疑问的解答。

什么是抑郁障碍？

抑郁障碍是一种以情绪低落为主要表现的疾病，在患病的早期就会有症状，如总是高兴不起来、唉声叹气，还会厌倦社交、做事提不起兴趣等。长此以往，还会出现失眠、食欲减退、体重下降和轻生想法。

可见，抑郁障碍并不是普通的心情不好，或者想不开，它是一种疾病，如果说我们的身体受凉会感冒，那么抑郁就是我们心灵的“感冒”。如果感到情绪低落、思维迟缓、兴趣减退持续至少2周，影响到了工作和生活，那么就要警惕自己或者亲友，是不是患上了抑郁障碍。

为什么会得抑郁障碍？

抑郁障碍的病因复杂，目前还没有完全阐明。生物、心理与社会环境等诸多方面因素共同参与了抑郁障碍的发病过程。研究证实，遗传因素、神经生化、神经内分泌方面，以及应激性生活事件（如疾病、丧亲和遭受暴力、童年时期有被虐待的经历）等都会对抑郁障碍的发生有一定的影响。

得了抑郁障碍怎么办？

就像我们平常生病看医生，我们得了抑郁障碍，也要去正规医院的精神科或心理科就诊。经过规范地治疗，抑郁障碍是可以治愈的。但是，抑郁障碍的复发率比较高，所以要注意在医生指导下坚持全病程治疗，不要擅自减量或停药。

对于轻度抑郁患者，仅进行心理治疗即可（如认知行为疗法），但大多数情况下还需要药物治疗，药物治疗和心理治疗结合也有很好的效果。对于对药物无反应的患者，电休克治疗也是一种选择。

抑郁障碍者的亲友该如何做？

“没人觉得我病了，他们只是觉得我想太多了。”因为大众的不理解，抑郁障碍患者不仅承受着疾病的折磨，还承受着来自社会各界的压力。所以，作为家属、朋友，我们的帮助格外重要。

首先，需要对抑郁障碍有更多的了解。可以阅读相关的科普文章，上网查询，咨询专业人士。了解得越多，我们才能更好地帮助他们。其次，积极引导患者主动就医。抑郁障碍不可怕，可怕的是它的低就诊率。接受专业正规的治疗，这种疾病完全有治愈的可能。最后，尽量做到理解、陪伴和倾听，理解他们的感受，适时给予安慰和支持。因为患者可能会有自杀的风险，关注他们的情绪，保护他们的人身安全也是非常重要的一点。

多一些了解，多一些倾听和陪伴，少一些偏见，少一些对于疾病的羞耻感，相信病愈的彩虹一定就挂在不远的天空。

（周盈盈）

医生说你抑郁了！你想知道的事这里有

目前我国抑郁症终生患病率约为6.8%。如果你是其中的一员，那么以下内容是否也是你想知道的呢？

该如何判定是否患有抑郁症呢？

当每天大部分时间都感觉到高兴不起来，做什么都没意思，集中不了注意力，疲乏，悲观，自责，厌世等，这种情况持续存在2周及以上时，应及时去医院寻求医生的帮助。

得了抑郁症该不该跟别人说呢？

可以将患有抑郁症的事实，告知信任的家人和朋友，向他们吐露自己内心真实的感受。尤其重要的是，不要回避，应积极去精神专科医院及时就诊，了解抑郁症相关知识，积极配合治疗。

抑郁症是该吃药，还是做心理治疗呢？

根据医生的评估，抑郁症是轻度的，那么可以仅选择心理治疗。但是，如果抑郁症是中、重度，医生一般会建议进行药物治疗联合心理治疗。

心理治疗有不良反应吗？

心理治疗在解决心理问题和改善人际关系方面有明确的疗效，是抑郁症重要的治疗方法之一。但心理治疗也可能存在不良反应，主要表现为病情波动、对治疗师过度依赖、人际关系紧张等，其中症状波动的发生率为 2% ～ 19%。

吃抗抑郁药有什么不良反应呢？

药物常见的不良反应大都跟消化系统相关，常常发生在服药初期，主要是恶心、呕吐、口干、便秘、食欲下降或增加等，大多数的不良反应会在服药几天后逐渐减轻或消失。

需要注意的是，服药期间要多喝水，多吃水果蔬菜，增加户外运动，规律作息。服药后出现不良反应时，需及时跟医生沟通，避免自行减药或停药。如果服药后情绪变得更不好了，那么需要及时看医生。

吃抗抑郁药需要坚持多长时间呢？

由于抑郁症有一定的复发风险，医生大都会告诉你，为了有效降低复发，抑郁症的治疗需要经历 3 个阶段，分别是急性治疗期（8 ～ 12 周）、巩固治疗期（4 ～ 9 个月）、维持治疗期

（推荐 2 ~ 3 年）。

但是，如果抑郁反复发作 3 次及以上，建议长期维持治疗，不可擅自停药，避免病情出现反复。

每个人的一生中可能都会有一段艰难的旅程，愿你以平常心对待无常事，迎着阳光，温暖前行。

（胡思帆）

如果正在服用抗抑郁药，你需要知道这些事

抗抑郁药是治疗抑郁症的最常用方式，但是许多正在服用抗抑郁药或者即将服用抗抑郁药的人们或多或少会对抗抑郁药有很多疑问。如果疑问不能被及时解决，会对抗抑郁药有不良的影响，导致治疗不规范，给治疗带来更大的挑战，可能加剧患者的痛苦。

因此，下面将解答一些有关抗抑郁药物的常见疑惑，从而改善人们对抗抑郁药物的认识。

抗抑郁药有成瘾性吗？

抗抑郁药大都无成瘾性，一般不会上瘾。如果您或周围的人停用抗抑郁药后感觉难受，可能并非因为“成瘾”所造成的戒断反应，更可能的是撤药反应。所以如果因为各种原因需要中断抗抑郁药或换药，一定要在医生的指导下科学减药，缓慢减药，避免或减少撤药反应。

能自己增加剂量吗？

不建议。是否加量需要医生对疗效、不良反应等进行综合

评估后决定，抗抑郁药加量的节奏在治疗中很重要，一些患者因为自行加量导致加量过快，暂时不能耐受而出现明显的不舒服，从而认为是药物本身的问题，因此停药或换药。

如果因为没有规律科学地用药，错过观察药物是否有效的最佳时期。这不仅会导致治疗成本增加，而且由于频繁换药或停药，可能也会人为地增加“难治性抑郁症”出现的概率。

有不良反应该怎么办?

刚开始服药时，可能会出现如恶心、便秘、口干等不适，这些都是抗抑郁药常见的不良反应，大部分抗抑郁药物的不良反应会随着用药时间延长而逐渐减轻。当然也有一些可参考的不良反应应对措施。

如口干时可以多喝水或嚼无糖口香糖、话梅等，便秘可以暂时辅助通便药，并且医生都会在初期给患者使用小剂量的药物，之后再慢慢增加药物剂量，这种方法可以提高对不良反应的耐受程度。

一旦服药后出现发热、头痛、心慌、血压波动、肌力异常等不适，应该尽快就医。

总之，如果需要使用抗抑郁药物来缓解情绪，在用药之前需减少不必要的担心，如果出现不良反应，不必惊慌，而应及时跟医生沟通，规范服用抗抑郁药。

（张安琪）

微笑型抑郁症
——以乐观假面掩藏悲观内心

“微笑型抑郁症”不属于精神障碍的诊断类别，是一部分抑郁症患者的表现形式，所以关于微笑型抑郁症没有一个确切的定义，也没有明确的诊断标准。本文将从微笑型抑郁症有什么表现、为什么要用微笑掩饰抑郁，以及为什么要重视微笑型抑郁症群体进行介绍，让大家更深入地了解微笑型抑郁症。

通常在遭受抑郁症的人掩盖自己的症状时，就会有微笑型抑郁症的出现，他们将痛苦加以微笑掩饰，并对他们的抑郁情绪进行保密，让别人以为他们是快乐的。这也是他们与人们对传统抑郁症印象中看起来的郁郁寡欢的不同之处。

临床表现

世界卫生组织（WHO）估计，全世界有近2.65亿人患有抑郁症。患有微笑型抑郁症的人可能存在许多典型的抑郁症状，包括持续的情绪低落、自我评价的下降和日常功能受损。但他们通常很努力地去掩饰自己的症状，否认自己心情不好，因此我们可以通过寻找一些生活中的迹象来观察，如：（1）食欲变化。大多数抑郁症患者表现为食欲减退，体重下降，但是也有一部分会表现为暴饮暴食和体重增加。（2）睡眠变化。早醒是抑郁症比较典型的睡眠变化，也有很多人是入睡困难，早上很难起床，整体来说都是睡眠习惯发生了较为明显的改变。（3）对活动失去兴趣。微笑型抑郁症患者即使不会主动表达自己的情绪低沉，但他们也通常对自己曾经感兴趣的事情提不起兴趣。

尽管有这些表现作为参考，但是有微笑型抑郁症的人仍然可以保持稳定的工作和积极的社交生活，因此开放式的心理访谈可能更有助于他们有勇气敞开心扉表达自己。

为什么要用微笑掩饰抑郁

（1）害怕给别人带来负担：由于存在自责情绪，导致许多人不想给其他人带来负担，或许在这种情绪中，他们不知道如何求助，只能通过内耗让自己的变化不被其他人注意到。

（2）自我抗拒：微笑型抑郁症的患者可能认为只要自己还能笑出来，就可以认为自己没有抑郁的问题，可能假装微笑比他们正视自己的真实感受和接受自己存在抑郁症更容易。

（3）害怕更多负面影响：他们担心自己患有抑郁症后会对自己的工作有影响，担心因为抑郁症，伴侣会离开自己，因此通过微笑掩饰而避免可能出现的评判和“惩罚”。

（4）完美主义：完美主义者通过微笑掩饰正在经历的痛苦来告诉自己目前的生活还在“掌控之中”，并且社交媒体上的照片会向人们传递一种信息——大家都在开心地生活，这让他们更容易认为沮丧的自己是孤单的，应该通过微笑来“融入大多数”，从而隐藏自己的痛苦。

那么有人会问：他们既然看起来能正常地生活，为什么还要很在意他们是否抑郁呢？

微笑型抑郁的人会将抑郁情绪隐藏起来，但是这不代表这些情绪就会消失，反而如果他们不能得到及时治疗，随着病情恶化会逐渐出现自杀的念头，他们会比典型抑郁患者有更多的精力来制订自杀计划并完成自杀，因此识别微笑型抑郁症非常关键。当我们识别出自己可能存在微笑型抑郁症时，请一定积极至医疗机构咨询医生，或者先寻求心理咨询师的帮助。当我们发现周围的人可能有微笑型抑郁症时，可以陪他们去寻求专业的帮助，如果他们拒绝，我们可以考虑代替他们去和医生交谈，这样也能更好地帮助他们管理自己的压力和情绪。

（张安琪）

总是身上疼，竟然是因为抑郁症

老王最近很是郁闷，人到中年，本该是个事业有成、家庭美满的年纪，怎么什么事都让自己赶上了。他刚跟妻子离了婚，儿子上大学走了，工作上又因为粗心犯了个错误，导致原本的晋升之路戛然而止。

最要命的是，他开始觉得自己身体也一天天变差，不是腰背痛得要命，就是脑袋像戴了个紧箍咒，有的时候胃肠也来凑个热闹，简直让自己受尽了苦。

医院去了一趟又一趟，化验单和检查单厚厚一沓，止痛药吃了一颗又一颗，身上的疼可一点儿也没见好。本来就郁闷的他每天更加活得像一潭死水。有位医生看出了老王的情绪不太好，建议他去精神专科就诊。

他怀着将信将疑的心情走进了精神心理科的诊室，接诊的医生向老王详细询问了病情，并向他解释，身上总是这么疼，也许是因为“抑郁”了。

什么？抑郁？老王有些难以接受，他承认自己最近情绪确实不太好，但跟新闻里报道的要自杀的抑郁症患者可不一样啊，他可从来没有不想活。况且，自己是真的身体上感到了疼痛，怎么成了心理疾病呢？

为了解决这个疑问，首先，我们需要了解什么是疼痛！

疼痛，是一种常见的感受，相信绝大多数人都经历过，从进化的角度来说，能感受到疼痛是我们的身体为了保护自身而发出的预警信号。但是，当疼痛持续超过3个月仍难以缓解，便成了慢性疼痛。

其次，我们需要知道疼痛与抑郁之间的联系！

在我们的大脑中，感受疼痛的脑区和感受情绪的脑区存在许多重合之处，这其中，杏仁核是一个代表，它兼有情绪处理和疼痛感知的功能。超过67%的慢性疼痛患者合并精神疾病，其中35%有抑郁情绪。但是，抑郁与疼痛究竟谁是因谁是果，并没有统一的定论。

具体来说，在慢性疼痛之前，可能已经出现潜在的抑郁情绪，它促使了疼痛的出现，而疼痛在一定程度上也诱发了抑郁情绪的加重，加重的抑郁情绪反过来又会造成疼痛的持续时间延长、严重程度进一步加剧。这就形成了一种恶性循环。

最后，我们更需要掌握打破这种恶性循环的方法！

当单纯的止痛药已经使用较长时间、作用效果不太好时，且患者已感受到疼痛带来的负面情绪，接受抗抑郁治疗便是很有必要的。抗抑郁药物可以调节疼痛的感知和相关疼痛信号的传递。

一方面，它能够作用于相关疼痛感知的神经环路，达到直接治疗疼痛的目的；另一方面，它能够通过改善抑郁情绪，打破恶性循环，达到间接治疗疼痛的目的。

听到这儿，老王恍然大悟，欣然接受了医生的诊断和处方。接下来，就是给药物发挥作用的时间，同时，老王也打算调整生活状态，坦然面对人生新旅途！

（卢盼盼）

如何帮助身边的抑郁症患者

首先，需要对抑郁症有更多的了解。要认识到抑郁症并不是普通的心情不好，或者想不开，它是一种疾病，如果说我们的身体受凉会感冒，那么抑郁就是我们心灵的“感冒”。如果发现他们情绪低落、思维迟缓、兴趣减退持续超过 2 周，并且影响到了工作和生活，就要警惕自己的亲友是不是患上了抑郁症。

其次，积极引导患者主动就医。患上抑郁症的患者常常会觉得自己无药可救，对未来感到悲观绝望，拒绝接受治疗。此时，就需要亲友帮助他们坚持治疗，在疾病严重的急性期，必要的时候监督他们服药，避免漏服或过量服药。在疾病的恢复期，患者状态渐好时，多陪他们出去走走、晒晒太阳，规律进行力所能及的活动，促进他们的康复。

再次，尽量做到理解、陪伴和倾听，理解他们的感受，适时地给予安慰和支持。切忌责备和说教，被情绪所淹没的人，有时需要的并不是“你要加油”“你转移转移注意力就好了”“你要努力战胜疾病”，这些话语不仅不能给他们带来帮助，反而会让他们觉得，自己好不起来是因为自己不够努力。事实上，他们不是不想努力，而是疾病绊住了他们的脚步。此刻，接纳他们的感受，尽可能给他们一个舒适的环境，反而显得更为重要。允许他们哭泣，允许他们赖床，允许他们失眠，允许他们吃不下东西，简而言之，允许他们表现出疾病的痛苦。并不需要刻意做什么，只需要让他们知道他们并不孤独，哪怕现在抑郁淹没了他们，只要他们举起手臂，马上就会有人握住他们的手。有时重度抑郁的人甚至无法完成日常的一些小事，我们可以在力所能及的范围内提供帮助，如帮他们买个东西、陪他们去医院复诊等。

最后，陪伴和帮助抑郁症患者是一个耗时耗力又不讨好的事情，可能你为他们付出了很多，但患者并不领情，也并不能对你有所回应。但是当他们好转后，一定会感谢你。照顾患者的同时，你也需要照顾好自己，好好吃饭，保证充足的睡眠，不要因为亲友的情绪而影响到自己，这样也能更好地帮助他们。

（周盈盈）

抑郁症能被彻底治愈吗

抑郁症是一种常见的心理障碍，许多人曾经或正在经历着抑郁症的困扰。但是，很多人对于抑郁症是否能够被彻底治愈存在疑问。本文将会探讨抑郁症的治疗，解答您的疑惑。

心情不好就是抑郁症吗？

首先我们要明确抑郁症是一种严重的情绪障碍，它会影响人们的情绪、思维、行为和身体健康。尽管抑郁症都会有心情不好的感觉，但是每个人的持续时间和严重程度不同，抑郁症的症状包括情绪低落、失去兴趣和乐趣、动力减退、睡眠障碍、疲劳等。抑郁症常常会严重影响工作和生活，甚至会让人们产生自杀的想法。因此，它和我们所谓的心情不好并不能画等号。

确诊抑郁症之后应该怎么办？

如果确诊抑郁症，请不要过分紧张和担心。目前随着医学的进步，抑郁症是一类可防、可治、可控的疾病，并且治疗方案多元化，主要包括药物治疗、心理治疗以及其他治疗方案。

药物治疗：药物治疗是抑郁症的主要治疗方式之一。药物治疗通过调整神经递质的平衡，可以改善情绪和精神状态。

心理治疗：心理治疗通过帮助患者找到产生抑郁症的可能原因，以及改变患者的思维方式和行为模式来治疗抑郁症。心理治疗的方式包括认知行为治疗、心理动力学治疗、人际治疗等。心理治疗的效果与患者的心理状态、治疗时间、治疗师的经验和治疗方式等因素有关。

其他治疗：除了药物治疗和心理治疗外，还有一些其他的治疗方式可以治疗抑郁症，如运动疗法、光疗法、电疗法等。这些治疗方式通常是辅助性治疗，可以改善患者的情绪和精神状态。

抑郁症能被彻底治愈吗？

我们都希望抑郁症能够被彻底治愈，但事实上，由于病理机制的不明确、服药的依从性差等原因，抑郁症的治疗往往是一个长期的过程，需要患者和医生的共同努力。

抑郁症治疗的目的是缓解症状，减轻患者的痛苦，并防止复发。治疗的效果因人而异，有些人可能会恢复正常，有些人可能会出现反复发作，甚至需要长期维持治疗。除了治疗，患者自身的积极性也很重要。患者应该尽可能保持积极的心态，学会应对压力和负面情绪，同时注重饮食、睡眠和运动等方面的调整，保持健康的生活方式。

预防抑郁症的方法

其实，预防抑郁症也非常重要。以下是一些预防抑郁症的方法：

（1）保持积极的心态，学会应对压力和负面情绪。

（2）保持健康的生活方式，注意饮食、睡眠和运动等方面的调整。

（3）多参与社交活动，与家人和朋友保持良好的关系。

（4）学会寻求帮助，及时寻求心理咨询和治疗。

总之，抑郁症是一种常见的心理障碍，需要积极的治疗和预防，治疗能够缓解症状，减轻痛苦，并防止复发。与此同时，预防抑郁症也非常重要，大家应该注意保持积极的心态和健康的生活方式，及时寻求帮助！

（胡令明）

孩子厌学，可能是抑郁了

也许在童年时，我们很多人都经历过不想上学的情绪，但最终可以克服。但也有一些孩子，因为厌学的情绪持续没有办法去上学，整天躺在家里，甚至经常会对父母大吼大叫。有些父母会觉得这是孩子“矫情”，但是孩子确实因为厌学的情绪已经走到了无法正常上学这一步，这背后可能有很多心理原因，甚至可能是患上了抑郁症。《2022 年青少年心理健康状况调查报告》对全国范围内超过 3 万名青少年的调查数据进行了分析。结果发现，参加调查的青少年中有 14.8% 存在不同程度的抑郁风险，其中，有 4.0% 属于重度抑郁风险群体。这是什么原因呢？

首先，当代孩子学习压力变大，许多家长把学习成绩当作对孩子最重要的评价标准，这无形中也影响着孩子们的价值观，他们认为学习成绩就是最重要的。一旦学习上出现一些困难，成绩出现一些波动，就很容易影响孩子的心情，继而影响孩子的自信心。其次，孩子出现厌学，很可能是整个家庭的内部关系出现了问题，一些孩子希望通过自己厌学、成绩下降来获得父母更多的关心，另一些孩子也在潜意识中借此逃避父母过度的控制。其中的问题非常复杂，往往需要个体化的分析。

那么，孩子不想上学，怎样判断孩子是不是抑郁呢？也许许多家长会觉得抑郁就应该总是目光呆滞、心情消极的，但儿童抑郁与成人有着很大区别。家长要关注孩子是否出现了超过两周的心情低落、总是开心不起来，觉得做什么事都没兴趣。因为在儿童青少年时期，孩子的重心主要在学习上，所以在抑郁初期，孩子会流露出对上学不感兴趣、不想上学的态度，这时，在老师家长的督促下尚可坚持上学，但会出现学习效率下降、注意力难以集中、学习能力下降、自信心不足，导致成绩下降。反过来，成绩下降对孩子又是另外一种打击，会加重孩子的抑郁情绪，病情进一步发展可能出现完全无法上学，不得不休学的情况。其实孩子走到不能上学这一步，往往已经经历了一个非常艰难痛苦的过程。

很多时候家长只关心孩子厌学的问题，却很少探究孩子背后的痛苦和困难。其实作为家长，要注意观察孩子的情绪状态，最好在早期就能发现孩子厌学背后的心理因素；同时也要有一颗开放包容的心，因为孩子的问题很多时候反映的是家庭的问题。如果家庭关系真的难以调节，可以尝试系统式家庭治疗。如果孩子的病情已经非常严重，甚至无法正常生活，及时带孩子去儿童精神科接受治疗也是非常明智的选择。

（周盈盈）

得了抑郁症，医生只能帮我开药吗

抑郁症是全球重大的公共卫生问题之一，疾病负担重，并且与自杀风险增加有关。抑郁症全球患病率为4.4%，且复发率高。我国抑郁症发病率呈现出逐年上升趋势，许多抑郁症患者处于痛苦中，迫切需要治疗。但由于大众对治疗的认识和接受度还非常有限，经常会有患者对治疗存在疑问和偏见：得了抑郁症，医生只给予药物治疗吗？

答案是否定的。当然抑郁症最常见的治疗方法之一是药物治疗。药物治疗可以通过调节影响情绪的神经递质水平，如5-羟色胺、多巴胺、去甲肾上腺素等，帮助患者减轻抑郁症的症状。目前有多种机制的抗抑郁药物，如选择性5-羟色胺再摄取抑制剂（SSRIs）、5-羟色胺和去甲肾上腺素再摄取抑制剂（SNRIs）、三环类抗抑郁药（TCAs）等。

抗抑郁治疗除了药物治疗外，还有物理治疗、心理治疗、其他治疗等干预手段。

物理治疗包括电休克、重复经颅磁刺激、经颅直流电刺激、深部脑刺激治疗等，目前临床上常用的物理治疗为电休克、重复经颅磁刺激。

无抽搐电休克治疗（MECT）是缓解抑郁症状的有效手段之一，也是难治性抑郁症的首选治疗方法。虽然 MECT 疗效好，但是存在短期认知损害等方面的不良反应，尤其是注意力及记忆损害。

重复经颅磁刺激（rTMS）是一种不需要麻醉的非侵入性脑刺激形式，抑郁症患者的左背外侧前额叶皮层活动减弱，可能与治疗抵抗有关，而抑郁症患者的右前额叶皮层可能过度活跃。在抑郁障碍治疗中与经颅磁刺激治疗特别相关的区域是左背外侧前额叶皮层。

目前循证证据较多、疗效肯定的心理治疗方法包括认知行为治疗、人际心理治疗和基于正念的认知治疗等，这些对轻至中度抑郁障碍的疗效与抗抑郁药疗效相仿，但对严重的或内源性抑郁往往不能单独使用心理治疗，须在药物治疗的基础上联合使用，联合治疗可为难治性抑郁提供更好的结果。对于慢性抑郁，认知行为治疗等心理治疗的疗效可能逊于药物治疗，但心理治疗可有助于改善慢性患者的社交技能及其与抑郁相关的功能损害。

除了以上治疗方法，其他的抑郁症治疗方法还有光照治疗、运动治疗、音乐治疗、针灸治疗等辅助治疗手段。

抑郁症需要采取综合和个性化的治疗方法。结合个体的情况，医生会选择更适合的个性化的治疗方式。

（吴　菲）

怎样预防产后抑郁症

我们有时会看到孕产妇分娩后自杀甚至带着新生儿一起结束生命的新闻。这些事件对个人、家庭和社会都带来了巨大的负面影响，而这些悲剧发生的背后可能均与产后抑郁相关，产后抑郁究竟是什么？为什么会有产后抑郁？我们该如何预防产后抑郁呢？

产后抑郁的表现

产后抑郁是分娩最常见的并发症之一，和非围产期抑郁发作的诊断标准一致，主要表现为持续至少 2 周的情绪低落、兴趣减退、精力下降、注意力受损、内疚或无价值感等（具体确诊需至专业医疗机构由精神科医生诊断），并且产后抑郁还可能出现情绪不稳定、易怒、极度担忧（通常与婴儿的健康、喂养和安全问题相关），产后抑郁的特点在于其自杀念头极其常见，并且其中部分患者也会有伤害孩子的想法。尽管抑郁症状根据 DSM-5 定义为在怀孕期间或分娩后 4 周内出现，但产后一年内不同程度的抑郁症状仍然会对母婴和家庭产生重大负面的影响，需要积极干预。

患上产后抑郁的患者可能无法安全地照顾自己和婴儿，这不仅会让孕产妇本身有非常痛苦的体验，甚至会做出自伤或自杀的行为，并且会影响健康的母婴依恋关系，这对于婴儿将来的情绪、社交和认知功能的发育有不利的影响。

产后抑郁可能的原因

有些人会问“为什么以前没有听说过产后抑郁，现在的人怎么都这么脆弱，生个孩子还抑郁了呢？”其实产后抑郁的发生有生理方面的基础和社会心理方面的影响。

（1）激素：怀孕期间和分娩后雌激素和孕激素的快速变化可能是其中的原因，因为这种性激素在情绪处理以及做事的动机中有非常重要的作用，并且它们也负责调节与抑郁症有关的各种生物系统和免疫系统。

（2）遗传：产后抑郁可能与遗传因素有关，家族中有抑郁症患者可能会增加产后抑郁的风险。

（3）家庭关系和角色转换：在新生儿出生后女性会增加母亲的角色，承担更多的责任，整个家庭的结构也会发生变化，还要面临职场上的变动，这对于产妇来说是巨大的压力，若家庭的支持不够或自我角色适应不顺利，负面情绪无法合适宣泄，就可能会出现或轻或重的抑郁情绪。

如何预防产后抑郁

其实产后抑郁并非都像新闻报道中的那么可怕，如果能够及早地预防或识别，产后抑郁是可防可控的，对于预防产后抑郁，我们针对家庭和孕产妇分别给出以下建议：

（1）家庭

研究发现，缺乏家庭和社会的支持与帮助（尤其是丈夫和长辈的帮助）是诱发产后抑郁的重要因素。因此家属需要了解孕产妇在体内激素的快速波动下情绪起伏大，多愁善感是正常的表现，这些负面情绪的及时宣泄非常重要，需要对她们多一些包容，少一些责备，主动分担家务，一起照顾孩子。但是作为男性也会面临角色的转变，也面临着或多或少的压力，如果丈夫自身无法排解或者无法很好地帮助妻子排解负面情绪，可以借助专业人员的心理咨询，另外孕产期定期进行心理健康筛查也是非常重要的。

（2）孕产妇

怀孕、分娩以及照顾孩子是非常不容易的事情，会给身体带来很多影响，增加的母亲角色和暂时离开工作也会增加心理压力，在这种情况下无法样样都完美应对也是很正常的事情，在这个过程中，作为产妇，请大胆地表达自己的感受。保持自己的圈子和爱好也非常重要，及时地倾诉，找到合适的方式释放压力都是不能忽视的保持身心健康的方式。如果发现自己的情绪出现了问题无法有效解决也不要觉得羞耻，大胆地去寻求专业心理咨询师或医生的帮助吧，一切都会更快地好起来的。

只要有效地预防、及时识别并积极应对产后抑郁，产后抑郁也没有想象中那么可怕。每一位妈妈，都值得更多的关照。

（张安琪）

更年期抑郁症有哪些特点

对于每位女性来说，“更年期”是衰老的正常过程，也是一生中必然会经历的时期。在医学层面，它也被叫作“围绝经期”，通常指的是女性的卵巢功能从旺盛状态逐渐衰退到完全消失的一个过渡时期，包括绝经前期（临床表现月经周期不规则）、绝经期（月经完全停止连续 6 个月以上）和绝经后期。全过程经历 2 ～ 5 年或更长的时期。

更年期对于女性来说，是一个重要的生命周期节点。不仅是因为女性的雌激素水平在这一时期迅速减少，而且因为步入中年，女性在工作、家庭生活中往往也会遇到多重压力。研究表明，女性抑郁症的终生患病率几乎是男性的 2 倍，而处在更年期时，叠加了激素的影响后，女性经历重度抑郁发作的可能性则是正常人的 4 倍（如果有抑郁症病史，则是正常人的 13 倍）。

更年期抑郁有哪些特点呢？

情绪方面：除了会有心情低落、开心不起来、缺乏做事的动力这些常见的抑郁症状外，更年期妇女的焦虑情绪也比较突出，如烦躁不安，容易发脾气，容易着急，忍耐的阈值变低，甚至可以说是“一点就炸”，或者容易担心，常常莫名地心发慌，好像在害怕什么但是又说不出具体的事物。

认知和行为方面：出现更年期抑郁的女性可能会出现记忆力下降，注意力没有办法集中，没有办法胜任家庭日常的活动，如做饭忘记放盐、开火后忘记关火等，将自己封闭起来，不能与家庭成员、朋友、同事等进行正常的交流和交往等。

躯体症状：患更年期抑郁症的女性，躯体症状也比较明显，如潮热，身上一阵冷一阵热，又怕冷又怕热，爱出汗，还有可能伴有头晕、胸闷、心悸、手抖、腹泻等表现。

性欲减退：性欲减退是这一时期女性的正常生理表现，但是由于激素水平下降带来的性欲减退可能会导致家庭生活的不和谐，进而成为抑郁症的诱发因素，加速抑郁症的发生，而抑郁症又会进一步抑制性欲，所以，这一时期的女性不要羞于向医生讲述性症状，它可能是抑郁症的一个信号。

怎么对更年期抑郁进行治疗呢？

出现上述症状时间持续超过 2 周并且已经形成严重困扰，需要及时至精神专科就诊。一般来说，更年期抑郁的治疗与其他年龄段抑郁症的治疗并没有太大差别。抗抑郁药物治疗和心理治疗（如认知行为疗法、正念疗法）是较为推荐的。针对绝经期女性，也有研究表明适当补充雌激素对重度抑郁症治疗有效。但是，激素的使用需要经过妇科医生谨慎的评估。

总而言之，更年期女性的心理健康值得被更多人关注和重视起来！

（卢盼盼）

容易被忽视的老年抑郁症

随着社会逐渐呈现老龄化的趋势，老年人的养老问题已经成为一个社会热点话题。养老究竟是在养什么？当然，身体健康是很重要的一个方面，老年人的心理健康同样值得关注。

我们常常用“中年危机”代指人到中年遇到的种种生活上的困境，但是，迈入老年生活，这些困境可是一点没少：忙忙碌碌了一辈子，退休以后无事可做，清闲得心发慌；儿女也有了自己的小家，在外工作和生活，一周甚至一个月、一年才回来一次；自己的身体却是一天不如一天，各种慢性病，如高血压、糖尿病、冠心病开始找上门来，药袋子里药物的种类也越来越多；不光自己的身体每况愈下，老伴也会生病、变老，甚至先自己一步离开人世……以上这些都是能够诱发老年人“情绪病”——老年抑郁症的因素，再加上人类正常的衰老过程就会造成大脑中影响情绪的区域结构的改变，进而使老年人成为抑郁症的易患群体。

老年抑郁症都有哪些表现呢?

一些老年人会在经历一些重大的生活事件后，如患心肌梗死、脑梗、脑出血、做手术、亲人离世等，开始变得沉默寡言，郁郁寡欢，以泪洗面，茶饭不思，夜不能寐，体重下降，还会有明显的认知功能下降，看电视、看报纸不能集中注意力，记性也越来越差，这种典型的表现往往容易被子女或是其他人发现并及时干预。但是，也有一部分老年人，主观上并不承认自己心情不好，而总是喊身体到处不舒服，不是头疼，就是腰背疼，还有胸闷、憋气、心慌、出汗等表现，但是综合医院查不出来能解释的病因，这类患者往往会由综合医院的医生转诊至精神科才能识别出来。还有一部分老年人，本身合并有神经退行性疾病，如阿尔茨海默病、帕金森病等，这些疾病也常常与抑郁症共病。

抑郁症对于老年人的危害巨大，除了给个人和家庭带来巨大痛苦外，抑郁症还会恶化许多老年人患躯体疾病的后果，并导致残疾。

如何对老年抑郁症进行预防和治疗呢?

首先是要对老年人本身的疾病，如高血压、高脂血症、高同型半胱氨酸血症等积极进行治疗，这样能够降低血管性抑郁的风险；其次是要加强对老年人的心理疏导和健康教育，关心关爱他们的所思所想，鼓励他们丰富自己的晚年生活，多与人交流，科学认识并接纳自己的衰老；最后是要让他们减少对抑郁症的耻辱感，一旦已经出现上述抑郁症的表现并已严重影响睡眠、饮食及与人交往的能力，需要尽快至精神科就诊，接受抗抑郁治疗，严重的有自杀念头的患者可能需要住院治疗。需要注意的是，有一部分抑郁症患者还会合并精神病性症状，这就需要接受抗精神病药物治疗，还有一部分患者可能患有双相情感障碍，这都需要经临床医师详细鉴别后给予相应的治疗方案。

（卢盼盼）

双相情感障碍跟抑郁症有什么不同

双相情感障碍和抑郁症是两种不同的精神疾患。虽然它们有些相似的症状，但是它们在治疗方法和预后上大不相同。

双相情感障碍和抑郁症的区别

1. 情感症状的不同

双相情感障碍的患者会出现两种情感状态，即躁狂状态和抑郁状态。而抑郁症患者则只有抑郁状态。双相情感障碍的躁狂状态下，患者会表现出自大、多言、多动、性冲动等行为，而抑郁症患者则表现出消极、沉默、思考过度等行为。

2. 睡眠节律性的不同

在青少年研究中发现，抑郁症患者的总睡眠时间、N2 期睡眠以及快速眼动睡眠期（REM 期）均少于双相情感障碍患者。而抑郁症患者和双相情感障碍患者 REM 期睡眠时间在整个睡眠时相的占比均低于健康人群。

3. 治疗方法的不同

双相情感障碍的治疗要比抑郁症复杂一些，需要针对两种情感状态进行不同的治疗。抑郁症的治疗主要是抗抑郁药物和心理治疗，而双相情感障碍则需要较长时间的心境稳定剂治疗和心理治疗，有时使用抗抑郁药物治疗后会增加患者转躁的风险，同时更需要配合家庭支持和教育。

双相情感障碍的治疗方法

1. 药物治疗

目前，药物治疗是双相情感障碍的主要治疗方式之一。药物治疗通过调整神经递质的水平来减轻或控制情感波动和症状。常用的药物包括锂盐、抗抑郁药（但应警惕转躁风险）、抗精神病药等。这些药物必须在专业医生的指导下使用，因为它们有可能产生不良反应，对心血管系统、肝脏和肾脏等造成损害。

2. 心理治疗

心理治疗可以帮助患者理解和管理情感波动。常见的心理治疗包括认知行为治疗、绘画治疗、人际治疗等。心理治疗需要在专业医生的指导下进行，因为每个患者的情况都不同，需要制订个性化的治疗方案。

3. 生活方式管理

患者可以通过改变生活方式来帮助控制情感波动。例如，保持规律的作息时间，避免过度疲劳、过度饮酒和滥用药物，进行运动、放松和冥想等。这些措施都有助于缓解症状，改善患者的生活质量。

结语

双相情感障碍是一种严重的心理障碍，但是通过专业医生的诊断和治疗，病情可以得到有效的控制。同时，家庭和社会的支持也非常重要。如果您或您身边的人出现情感波动和其他症状，请及时寻求专业医生的帮助，通过药物治疗、心理治疗和生活方式管理，重获健康和幸福的生活。

（胡令明）

家人患了“躁郁症”，我能做些什么

躁郁症，即双相情感障碍是一种常见的精神疾病，患者可能会出现情绪波动大、行为异常等症状，会对患者本人和其家人带来很大的困扰。如果您的家人患有双相情感障碍，您可以采取以下措施帮助他们渡过困难时期。

一、了解疾病

了解双相情感障碍是什么，可以帮助您更好地理解家人的行为和情绪变化。您可以向专业医生咨询，或者阅读相关资料，了解病因、症状和治疗方法等方面的知识。这有助于您更好地帮助家人并消除对疾病的误解和偏见。

二、尊重患者

患者在情绪波动和行为异常时需要被理解和尊重，不要试图迫使他们“摆脱”情绪问题或者“恢复正常”。这会让患者感到更加焦虑和抑郁。与患者交流时应该谨慎、耐心，并尊重他们的感受。做到“不找茬”“不搭茬”“不接茬”。

三、提供支持

患者需要家人的支持和理解，特别是在治疗的早期阶段。您可以为患者提供实际支持，如购买药物、陪伴患者就诊、照顾患者的日常生活等。同时，您也应该积极鼓励患者，让他们知道自己并不孤单，身边有人支持和关心自己。

四、鼓励治疗

家人可以鼓励患者积极治疗，帮助他们寻求专业的医疗帮助。在治疗的过程中，您也可以陪伴患者前往医院就诊，积极参与治疗计划，同时也要保护患者的隐私。

五、保持自己的情绪稳定

家人在照顾患者时，也需要保持自己的情绪稳定。如果您感到无助或者不知所措，可以考虑寻求专业的心理咨询和支持；同时，也要为自己寻找适当的放松和调节情绪的方式，如运动、阅读等。这样不仅有助于您更好地应对照顾患者的压力，也能够帮助家庭成员更加团结。

六、加强家庭成员之间的交流

双相情感障碍会给家庭成员带来很大的负担和压力，因此，加强家庭成员之间的交流也是非常重要的。家庭成员可以定期举行家庭会议，讨论家庭成员之间的感受和需要，共同制订照顾患者的计划。这有助于家庭成员更好地理解和支持患者，提高照顾患者的效率和质量。

七、保持乐观和抱有希望

治疗双相情感障碍需要时间和耐心，家人要保持乐观、抱有希望，相信患者能够渡过难关并恢复正常。同时，也要意识到疾病可能会反复发作，需要长期的治疗和关注。家人可以通过分享经验和情感支持，帮助患者保持积极乐观的心态。

总的来说，了解疾病、尊重患者、提供支持、鼓励治疗、保持自己的情绪稳定、加强家庭成员之间的交流，保持乐观和抱有希望，这些措施都是帮助家人应对双相情感障碍的有效方法。家庭成员的支持和理解，对患者的康复和长期治疗至关重要，我们希望每一个患者都能够得到及时的诊断和治疗，恢复健康的身心状态。

（胡令明）

今天，你焦虑了吗

留学、考研、考公、考编热潮，你焦虑了吗？“颜值经济”、医美盛行，你有容貌焦虑吗？别人口中的“30+、40+……”，你有年龄焦虑吗？晋升压力、“996、007”工作制，你有职场焦虑吗……

近年来，“焦虑”越来越频繁地出现在大众的视野，今天，你焦虑了吗？

2019 年全国精神障碍流行病学调查结果显示，我国焦虑障碍患病率达 4.98%，成人终生患病率高达 7.57%。焦虑障碍已经成为不容忽视的国民健康问题。

什么是焦虑障碍？

焦虑是一种常见的情绪反应，是一种内心紧张不安、预感到好像要发生某种不利情况，但难于应付的不愉快的情绪体验。

焦虑障碍是在大多数时间里，对很多事情和活动有过分的担忧，这常常与周围情境无关，而且自己常常能意识到这是过度或不恰当的，但还是难以控制。此外，还伴有其他的躯体不适，如心慌、胸闷等。所以，并不是自己感到焦虑，就是焦虑障碍。

焦虑障碍有哪些表现？

在面对外界刺激时，焦虑是机体发出的一种警示信号，能帮助人们应对当前或者将要出现的危险状况。但是如果没有及时地调节应对，焦虑可能会发展为焦虑障碍。焦虑障碍的常见表现包括：担忧、紧张、不安、头痛、心慌、胸闷、口干、腹泻等。

值得注意的是，很多人因为缺乏对疾病的了解，常就诊于心内科或急诊科等科室，在做各类检查均未见异常后，仍然担心不已，最后才来到了精神科被诊断为焦虑障碍。因此，正确地应对焦虑非常重要！

怎样应对焦虑呢？

当我们感到压力大或者受到刺激时，都会出现焦虑情绪，这并不是“心理素质不好”或“大惊小怪”。所以不用害怕焦虑情绪，尝试着接纳这种正常的情绪波动。

日常生活中，我们可以通过看一些相关的科普和心理学书籍，学习一些小技巧来缓解焦虑，并与之和平共处。也可以转移注意力，如听音乐，出门散步，也可以主动向别人倾诉，把内心的焦虑表达出来。等情绪稳定下来后，再冷静理智地处理问题。

焦虑时往往吃不好、睡不好，作息紊乱后更加焦虑，形成了一个恶性循环。逐步调整作息，保证充足的睡眠，才有更充足的精力去调整。

尤其重要的是，如果你长期处于焦虑的状态中，通过自我调整后，仍然没有明显的改善，我们要积极寻求专业医生的帮助，警惕“焦虑障碍”的可能。

最后，请试着接受你无法掌控一切事情，敞开心扉表达自己的感受吧！

（王　丽）

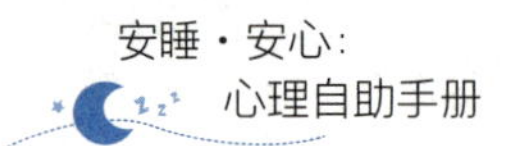

突然出现的濒死感，可能是你的焦虑症犯了

夜间突然心慌胸闷、有濒死感、呼吸急促、手脚发麻，以为是急性心脏病，到急诊科就诊，却没查出病因……

什么是惊恐障碍？

惊恐障碍是焦虑障碍的一种，又称为急性焦虑障碍，在没有真实危险或明确原因的情况下，反复出现的突如其来的强烈恐惧感，伴有心慌心悸、呼吸急促、胸痛憋气、濒死感等躯体不适体验，常被误认为是急性心脏疾病。惊恐发作是惊恐障碍的核心症状。

惊恐障碍有哪些表现？

惊恐发作：心脏剧烈地跳动、心慌胸闷、胸痛憋气、颤抖、强烈的濒死感与恐惧感。惊恐引起的过度呼吸又会引发四肢麻木、口周发麻，大多会持续 5 ~ 20 分钟，缓解后恢复正常，身体也没有不适感，但是反复突然发作。

预感焦虑：大多数患者在惊恐发作的间歇期，总担心会再次突然发病，因而会变得紧张不安，在此期间也可能会出现一些自主神经活动亢进的症状，这种表现称为预期性焦虑。

回避：因担心惊恐发作时无法得到及时的救助，会回避一些外出的活动，如不愿意单独出门、不去人多的场所等。

惊恐发作需要鉴别，警惕躯体疾病

首先排除躯体疾病，如急性心血管疾病、癫痫、甲状腺功能亢进、嗜铬细胞瘤或自发性低血糖等继发的惊恐发作。

惊恐发作也可出现在其他精神障碍中，如恐惧症、抑郁障碍，或躯体形式障碍等继发的惊恐发作。因此需要作疾病的鉴别。

怎样应对惊恐发作？

药物治疗：抗抑郁药，如帕罗西汀、氟西汀、西酞普兰、舍曲林、文拉法辛等；抗焦虑药，如劳拉西泮、奥沙西泮、氯硝西泮等。

心理治疗：支持性心理治疗、暴露疗法、认知行为治疗、放松训练等。

健康管理：良好的生活习惯也非常重要。规律的运动、保持良好的睡眠卫生习惯、健康规律的饮食，避免摄入酒精、咖啡等精神刺激物质。

（吴　菲）

爱玩游戏也是病吗

“小王因沉溺游戏，五年欠债30万元”“三年级小学生沉迷游戏休学，休学在家父母不让其玩游戏，他就开始自残”……近些年来，因网络游戏辍学、欠下大笔债务的新闻仍屡见不鲜。

人们常将网络游戏比作“精神鸦片”“电子毒品”，其实，这一说法不无道理，因为游戏同样具有“毒品”相似的成瘾机制。爱玩游戏，甚至置工作学业于不顾，这可能提示生病了，专业上称为“游戏成瘾”，也可称为“游戏障碍”。

2019年颁布的《国际疾病分类（第11版）》中首次把游戏成瘾纳入国际疾病分类诊断系统中，并将其归类为“成瘾行为所致障碍”。美国《精神疾病诊断与统计手册》第五版（DSM-5）也已经把游戏成瘾纳入其中。一项针对青少年和年轻人游戏障碍患病率的荟萃分析显示，总患病率为9.9%。

什么是游戏成瘾？

游戏成瘾的主要表现是持续和经常性地参与网络游戏，导致明显的功能受损或主观痛苦。具体表现包括以下内容：

（1）沉迷于网络游戏，不玩时会期待；

（2）停止游戏后出现戒断症状（常见为易怒、烦躁、焦虑或痛苦）；

（3）在网络游戏花费的时间越来越多；

（4）对玩网络游戏无法控制；

（5）因网络游戏而对以往的爱好和娱乐失去兴趣；

（6）不顾不良的社会心理问题，继续过度玩网络游戏；

（7）存在欺骗行为，如在网络游戏方面欺骗家人、治疗师等；

（8）利用网络游戏来逃避现实或缓解负面情绪；

（9）因为参与网络游戏而影响重要的人际关系，损失工作、教育机会等。

如果在一年内，出现以上 5 条及以上情况，建议你及时到专业医疗机构进行评估是否患有游戏成瘾。

玩游戏为什么会上瘾?

游戏成瘾者在大脑纹状体区包括双侧尾状核和壳核显示出多巴胺 D2 受体的可用性水平降低，因此可以假设成瘾者多巴胺奖励机制缺陷，脑中的多巴胺和多巴胺受体水平下降，导致个体对周围一切事物的动机和欲望下降。

游戏与毒品对大脑边缘纹状体具有相似的效应，通过快速大量地释放多巴胺，产生快感，多巴胺驱动的纹状体功能是促进成瘾行为的核心。停止游戏后，脑内多巴胺水平更低，愉悦感下降也更为明显，个体只能通过不断地打游戏来弥补降低的快感。

游戏成瘾该怎么办?

研究发现，青少年游戏成瘾的可能风险因素包括压力、平均游戏时间长、家庭环境不良、学习成绩差、被辱骂、被欺凌、人际关系问题、多动或注意力不集中、焦虑、抑郁、不良情绪困扰和自卑。

因此，应对游戏成瘾，不仅要限制游戏的时间，更需关注青少年的心理健康和家庭社会环境；同时也可以尝试心理治疗或心理咨询，必要时需要去专业的医疗机构积极就诊，及时治疗。

（吴　菲）

成人也会得注意缺陷多动障碍吗

当成人经常出现注意力不集中、坐立不安或者经常插话打扰别人及情绪冲动等症状，就有可能是得了注意缺陷多动障碍（Attention Deficit Hyperactivity Disorder, ADHD）。

ADHD 是一种以注意障碍、多动和冲动为特征的早发型临床疾病，可持续一生，导致学业或工作、家庭和社会功能受损，并增加患精神障碍共病的可能性。尽管既往研究一直认为 ADHD 是儿童和青少年多发的疾病，但是越来越多的研究证实 30% ～ 60% 儿童患者的症状会持续到成年，成年 ADHD 患病率为 1% ～ 5%。在儿童 ADHD 与成人 ADHD 患者人群之间存在一些重要的流行病学差异。在成人 ADHD 中，约 70% 的患者符合注意缺陷多动障碍混合型的标准；约 25% 的患者符合注意缺陷多动障碍注意力不集中型的标准；符合注意缺陷多动障碍多动型或冲动型标准的患者低于 5%。与诊断为 ADHD 的男性患者比例较高的儿科人群不同，成年患者的男女比例接近 1.6 ∶ 1。

从临床角度来说，人们越来越认识到，成人 ADHD 患者表现出的症状超出 DSM-5 描述的注意障碍和多动—冲动症状。执行功能缺陷在成人 ADHD 患者中也很常见，主要包括反应抑制、非言语工作记忆、言语工作记忆、情绪和动机自我调节、计划和解决问题等认知领域。此外，成人 ADHD 患者经常出现情绪失调，主要表现为情感障碍、冲动、情绪不稳和情绪过度反应等。也有研究提示成人 ADHD 最重要的临床症状就是难以计划或组织日常活动、极度的坐立不安和破坏性的冲动行为，所有这些症状对于维持稳定工作和稳定的人际关系都是一个巨大的挑战。

评估成人 ADHD 的临床访谈应涵盖以下关键诊断基础：

1. 是否有明显的注意力不集中、多动和冲动的证据？

2. 在学校、工作和社会环境以及日常功能中，是否可以看到由症状引起的功能障碍？

3. 从小就观察到症状吗？如果没有，症状是否存在但未被注意到？

4. 症状是否可归因于外部因素，如环境？

5. 症状是否可归因于其他医学或精神科诊断？

6. 是否有其他精神疾病共病需要考虑？

此外，在成人 ADHD 人群中发现继发性共病精神障碍（如心境障碍和物质使用障碍等）、伤害事故、学业和工作能力受损以及早期死亡率较高。有研究发现，45% 的成人 ADHD 患者共病精神疾病，其中 45% 的患者共病心境障碍，41% 的患者共病典型的抑郁发作，18% 的患者共病双相情感障碍，13% 的患者共病恶劣心境。共病往往掩盖了 ADHD 的核心症状，导致只有少数患者被正确地诊断并接受相应的治疗。ADHD 患者在人际关系、学业成就和职业成就方面也表现出显著的损害。例如，患有 ADHD 的大学生比没有患 ADHD 的同龄人毕业率要低得多，而患有 ADHD 的成年人比未患 ADHD 的人离婚率或分居率更高。

除了共病，成人 ADHD 的不同亚型（多动或冲动、注意力不集中和混合型亚型）的存在是需要认识的异质性的另一个因素，以便确定预后和治疗方案。最近的研究表明，混合型与 ADHD 的一些严重程度指标相关，如较高的共病率、药物滥用和神经质等，强调了亚型分类对预后的重要性。成人 ADHD 研究表明，药物治疗 ADHD 的长期效果可以降低交通事故、犯罪、尼古丁和其他物质使用障碍以及自杀的风险。这些发现强调了早期筛查和识别成人 ADHD 的必要性，特别是考虑到该病可以通过有效治疗方案来缓解症状。

（于雯雯）

不想变胖的女孩

如今，“以瘦为美”的审美取向非常流行，不论是电视媒体上的各种明星艺人的美人形象，还是生活中人们对窈窕身材的追求，“瘦”似乎已经成了“美”的前提。在这种社会氛围的影响下，我国神经性厌食的患病率越来越高。他们在不断追求“再瘦一点，更瘦一点”的路上变得骨瘦如柴，而这就是神经性厌食的发展过程。

神经性厌食发病期多为青少年及成年早期，多见于女性，终生患病率为 0.6% ～ 2%，而且因极端限制饮食的行为，神经性厌食的患者能量稳态和代谢失衡，几乎所有器官都因之产生严重的并发症，因此成为世界上死亡率最高的精神疾病。

什么是神经性厌食呢？根据 ICD-10 的诊断标准，一般神经性厌食有以下几个特点：

首先就是瘦，这类患者的体重指数（BMI）往往小于或者等于 17.5，或者患者的体重长期低于正常体重指数的 15% 左右，在外形上，从根根分明的肋骨、“筷子腿”到稀疏枯黄的头发，都是进食障碍患者营养不良的体形标志。

其次，有些患有严重疾病的患者，如晚期恶性肿瘤等，也具有消瘦与重度营养不良，但他们往往不能被定义为神经性厌食，那是因为神经性厌食患者体重的减轻是有意识造成的，如有些患者会催吐、导泻，或者是通过过多的运动控制体重。在一些网购平台上，“仙女管”或者“兔兔管”等用来催吐的工具也应运而生。

再次，患者有病理的认知，对于瘦有着病态的追求，对于胖有着极度的恐惧，他们打着“宁死勿胖”的旗号减肥，坚决不能忍受体重哪怕 500 克的正常浮动，看着体重计上逐渐下降的数字他们会非常有成就感。

最后，神经性厌食的患者往往会出现内分泌失调，如有些女性患者会出现闭经，而男性患者会出现阳痿或者性功能的减退。对于一些年龄更小的还在青春发育期的患者，由于神经性厌食，他们还会出现神经发育迟缓、青春期停滞等情况。

在病态审美的引导下，很多女孩患有神经性厌食而不自知，实际上，作为死亡率较高的精神疾病，神经性厌食的危害不容小觑，需要尽早发现尽早治疗。营养支持、心理治疗、行为矫正等都是治疗神经性厌食常见的方法，但治疗难度大、复发率高也成为阻碍神经性厌食患者康复的重要因素。

希望越来越多的人能与自己的体重和解，能在享受美食的同时感受到食物带给自己的能量，体重毕竟只是一个数字，我们的生活还有很多美好的事物值得去追寻。

（李祥雪）

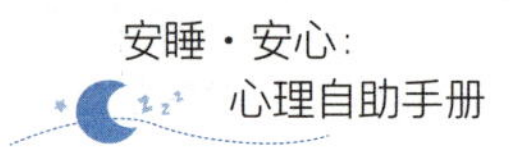

停不下来的进食

不知道大家有没有过这样的经历，有时工作学习压力太大，在周末约上三五好友，吃一顿自己喜欢的食物，似乎就能大大缓解一整周的压力。但是有这样一群人，他们每天都沉溺于大餐中，难以控制自己的食欲，一旦进食就停不下来。而他们其中有一部分人为了避免肥胖，还会通过大量运动或者催吐等方式来缓解大量进食带来的焦虑，这个过程长此以往就形成了一种疾病，叫作暴食障碍。

实际上，暴食障碍是最常见的进食障碍之一，根据世界卫生组织（WHO）的一组调查数据表明，暴食障碍发生率约为1.4%。根据DSM-5的诊断标准，暴食障碍被定义为一种反复发作的暴食行为（即在固定的时间段内所摄入的食量高于大多数人在相同时间内的进食量，并对进食失去控制），平均每周至少发生1次，持续3个月并伴有明显的不适感。发作时往往表现出以下特点：

首先，他们会在短时间内快速进食，一旦开始进食，就仿佛是打开了潘多拉的魔盒，再也停不下来，一直到出现很不舒服的饱腹感，胃部被撑得满满当当甚至疼痛时，才能勉强停下来。其次，正常人往往会在饥饿时进食，而暴食障碍者进食时往往并没有身体饥饿感，食物对他们而言并不是填饱肚子的工具，更像是发泄情绪的方式。有时，他们会因进食过多感到尴尬而单独进食，所以他们往往不会在人多聚会时吃大量的东西，反而聚会结束后再独自沉溺在食物的海洋中。然而进食后，他们经常出现自我厌恶、抑郁情绪或者是内疚。有些人也会有类似神经性厌食的清除行为，但是他们往往不会清除得非常彻底，所以体重往往在正常水平以上，暴食障碍患者中约有 56% 达到肥胖标准、23%超重、20%体重正常。暴食障碍对健康的负面影响还包括生活质量降低、不健康的身体状态（如体重指数增高、腰围变大、脂肪堆积和肌肉减少）、躯体疾病风险增加（如胃扩张、糖尿病、高血压和代谢综合征等）。此外，过度的暴食行为还会引发自尊水平降低、人际关系困扰、社会角色功能受损等心理社会问题。暴食障碍共患精神疾病的现象也非常多见，包括焦虑症、情感障碍、冲动控制障碍或物质使用障碍等，大约有 50%的暴食障碍患者同时患有 3 种以上的精神疾患。

与神经性厌食相似的是，暴食障碍也在女性群体中更为常见，尤其是严重肥胖和寻求肥胖治疗的人。而且相对于神经性厌食，暴食障碍的发病年龄也一般较晚，持续的时间也更长，通常出现在青春期或成年早期，并持续到中年以后。暴食障碍在治疗上也与神经性厌食相似，综合应用心理治疗、药物治疗、行为矫正等治疗手段，可以提高暴食障碍的治愈率。

停不下来进食的背后，是停不下来的烦恼和焦躁，停止暴食可能远远不止停止吃这么简单，但是认识到暴食是一种病态，是停止的第一步。

（李祥雪）

强迫症就是爱干净吗

经常有人问："自己很爱干净，爱整洁，是不是有强迫症？"大家可能认为，"特别爱干净""洗好多遍手""一天拖几次地""衣柜的东西摆放得整整齐齐"就是有强迫症。实际上，强迫症患者很痛苦，他们控制不住自己，不得不做，如果不做会感到难受、不安及焦虑。那么，什么是强迫症呢？强迫症是我们日常所说的爱干净、有洁癖吗？

强迫症并不等于爱干净，两者有本质的区别。首先动机和体验不同，爱干净是一种正常的生活习惯，它是出于健康、舒适、美观的需求，干净整洁能够愉悦自己和他人，清洁完毕后会感到满足和放松。而强迫症是出于对不确定性和危险的过度担心和恐惧，明知没有必要，但无法控制，强迫症患者在清洁完毕后仍然会感到焦虑和不安，继而反复清洁，过程痛苦且无法摆脱。其次思维和行为方式不同，爱干净的人会根据实际情况和需要来进行清洁，会选择合适的时间、地点、方式和程度，不会影响正常的工作和生活。而强迫症患者会无视实际情况和需要来进行清洁，他们也不会考虑到他人的感受和意见，甚至会因为清洁花费大量的时间而影响正常生活。例如，强迫症患者认为身边所有东西都很脏，如果有苍蝇落在床单上，他们会将床单、自己的衣物再次全部反复清洗。有的过分担心细菌、病毒感染，害怕会引起严重的疾病，甚至带来灾难化的后果，因此不敢出门，严重影响社会功能，即便出门后也会反复过度清洗。

强迫症也不仅表现为过度、反复清洁和洗涤。强迫症状可涉及各个心理活动领域，包括感知觉、注意、记忆、思维、情感、动作和行为、人际关系等，临床上一般分为强迫思维和强迫行为两方面。常见的强迫思维有：强迫表象、强迫怀疑、强迫性穷思竭虑、强迫联想、强迫回忆、强迫意向、强迫性对立思维、强迫情绪等。常见的强迫行为有：强迫洗涤、强迫检查、强迫计数、强迫询问、强迫性仪式动作、强迫性迟缓等。

强迫症是精神科常见疾病，终身患病率是2% ~ 3%。DSM-5中将“持续性、侵入性、不必要的强迫思维、关注和反复的强迫行为”为临床特征的疾病列为强迫及相关障碍。根据国际疾病分类第十版（ICD-10）中强迫症的诊断标准，要明确诊断，必须同时满足在连续两周中的大多数日子里存在强迫思维或强迫行为，或两者并存，并且这些症状引起痛苦和社会功能受损。

强迫症多青少年起病，病程迁延，疾病负担重，但大众对强迫症的认识还非常有限。因此，需要及时识别强迫症，尽早寻求治疗。

（吴　菲）

喝酒多是一种病吗

“酒逢知己千杯少”“心断新丰酒，销愁斗几千”“酒入愁肠，化作相思泪”。在中国文化中常借酒助兴，拉近人们之间的关系。每逢佳节，亲人朋友相聚小酌，也是酒文化的一种传承。但如果出现长期过量饮酒、常常想酒、不喝酒时身体不舒服等，就需要注意了！长期大量喝酒要警惕酒精依赖。

什么是酒精依赖？

酒精依赖指长期反复饮酒所致的对酒精渴求的特殊心理状态，以及停止饮酒后出现的身体特殊反应，同时饮酒者无法控制饮酒行为。酒精依赖常常可能伴有精神和躯体损害以及社会危害，这往往会给自身、家庭和社会造成严重不良影响。

长期饮酒的危害有哪些？

神经系统：酒精损害大脑结构，导致认知功能受损，记忆力减退，还可能增加脑出血、脑梗死等严重神经系统疾病风险。

消化系统：酒精对肝的毒性可造成肝细胞坏死、肝功能异常、酒精性肝炎、肝硬化，甚至肝癌。此外，酒精对消化道黏膜和腺体有刺激作用，会引起食道炎、胃炎、胃出血、胰腺炎及消化道肿瘤等。

心血管系统：饮酒会增加高血压和心肌梗死的风险，慢性酒精使用也可能发展为酒精性心肌病。

精神状态：饮酒可能会引起抑郁焦虑情绪，导致人格改变，出现冲动控制问题，造成酒后伤人和自伤自杀等事件的发生。

哪些表现提示有酒精依赖的可能呢？

如果有以下表现，建议及时去专业门诊进一步评估。

（1）将饮酒看成生活中非常重要的事；

（2）饮酒量逐渐增加；

（3）饮酒速度增快，尤其是开始几杯；

（4）经常独自饮酒，自斟自饮；

（5）以酒当药，用酒来解除情绪困扰；

（6）有藏酒行为；

（7）酒后常忘事；

（8）晨起饮酒，或睡前饮酒，用酒帮助睡眠；

（9）因饮酒常与家人（尤其是配偶）争吵；

（10）曾经戒过酒，但时间不长又旧病复发。

基于上述表现，如果你发现自己或周围的人，有酒精依赖的迹象，可至门诊进一步评估，必要时可寻求专业戒断机构的帮助，进行戒酒治疗。

（吴　菲）

做量表就能诊断心理疾病吗

现今这个网络十分发达的世界，很多人有过类似的疑问，自己在网上做心理测查相关量表是否就可以自我诊断心理疾病了?

事实上，心理测查量表主要用于心理问题和精神障碍的早期发现、辅助诊断和治疗效果的评价，以及心理学和精神医学的研究。考虑到测试对象的复杂性和主观性，以及心理量表的相对性，心理测量的结果一般难以作为主要诊断标准，需要全面考虑测试对象的实际情况后才能做出科学准确的诊断。心理测查有间接性、相对性和客观性等特点。具体来说，先进的技术尚且无法直接测查人的心理，只能测查人的外显行为。根据心理学特质理论，人们通过对心理测量结果进行推论，从而间接了解人的心理属性；对人的行为进行比较没有绝对的标准，我们有的只是一个连续的行为序列。因此，心理测查的结果具有相对性。例如，测得一个人抑郁情绪是否超过正常值，就是需要与其所在总体的人的标准相比较而言。同时，标准也不是一成不变的，有可能与情境及时间有关；客观性是一切测量的基本要求。

心理测查的量表根据其内容可以分为诊断量表、症状量表和其他量表；根据其评定方式可以分为自评量表和他评量表，或大体评定量表和症状评定量表；根据测试对象的年龄分为成人用量表、儿童或老人用量表；根据病种分为抑郁量表、焦虑量表和躁狂量表等。自我评价是个体根据量表上描述的内容自我评价发病频率及严重程度等，具有很大的主观性；他人评价是由专业的人员进行评价，相对客观。

很多量表是测试对象自行评定的，统称为自评量表，用于心理问题和精神疾病的初步筛查及症状严重程度的评估，适用于有痛苦体验并能清楚意识到自身症状的测试对象。常用的自评量表有 90 项症状清单（SCL–90）、贝克抑郁自评问卷（BDI）、抑郁自评量表（SDS）、焦虑自评量表（SAS）等。其中 SCL–90 广泛应用于精神科和心理咨询门诊的了解心理卫生问题及疗效评价。SCL–90 包含 90 个条目，涉及心理健康的感官体验、情感、思维、意识、行为等方面，分为躯体化、强迫、人际关系、抑郁、焦虑、敌对、恐怖、偏执、精神病性和其他 10 个子量表。

而有些量表需要专业的人对测试对象进行评估，统称为他评量表，如汉密尔顿抑郁量表（HAMD）和汉密尔顿焦虑量表（HAMA）等。其中 HAMD 作为最经典的抑郁量表，不仅适用于抑郁症患者，还可用于双相情感障碍、神经症等多种疾病的抑郁症状的评定，但是不能较好地鉴别抑郁症和焦虑症，也可用于检验新抑郁量表的工具；HAMA 作为精神科临床中常用的量表之一，适用于焦虑症的患者，但是不太适合评估各种精神疾病的焦虑症状，且难以区分抑郁症与焦虑症。

因此，如果自己做量表发现异常，建议还是要去正规精神专科医院或者精神卫生机构就诊，才能得到正确的诊断。

（于雯雯）

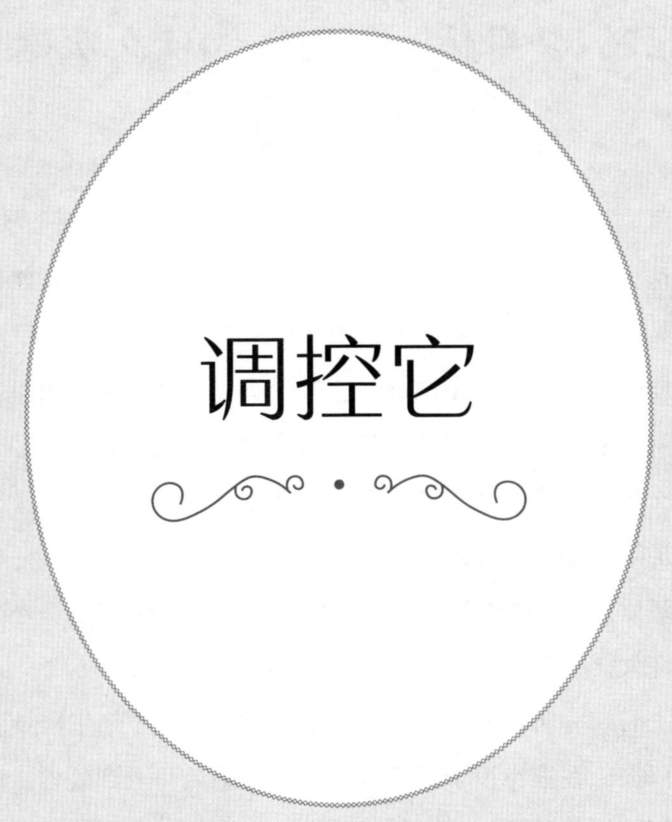

调控它

我只是身体不舒服，为什么医生却让我看精神科

这天，小张带着自己正在上小学五年级的儿子，竟然跟许久未见的王阿姨相遇在精神科门诊。

原来，小张的儿子最近一直喊着头疼、肚子疼，市里有名的医院都看了，相关的科室都去了，大价钱的检查也做了，但是什么也没发现。儿子的头疼、肚子疼却越来越严重，甚至都上不了学，这可把当妈妈的小张愁坏了。

最后，儿科医生建议："要不你们去精神科看看吧。"小张犹豫了许久，不得已才带儿子来到精神科。

王阿姨一听："哎呀！这跟我也太像了！"原来王阿姨自从退休以来，在家也没干什么体力活，就感觉身上到处疼，还经常胸闷气短，看了好几个科室，什么问题都没有，最后也是心内科医生建议她来精神科看一看。

经过精神科医生的解释，原来这些身体不舒服的表现都可以归为"躯体化"。

什么是“躯体化”呢？

简而言之，就是某些情绪问题转换为身体上的不舒服。有时候，这些情绪问题我们可以轻易意识到，如紧张、恐惧；而有时候是我们意识不到的，如一些潜在的慢性焦虑。

再形象一点来说，躯体化就是身体代替我们表达了我们说不出口的情绪。在精神疾病分类里，这又可以细分为“躯体化障碍”“疑病障碍”“持续的躯体形式的疼痛障碍”等。

人体疼痛的感知和情绪调节有关的区域在大脑的某些区域是重合的，这在一定程度上说明某些不良情绪能带来身体的不适。

经过医生的提示，小张才意识到，原来儿子一直喊着头疼、肚子疼，是因为最近他学习成绩下降，自己对他催促得太紧，甚至让他产生了厌学情绪。

而王阿姨自从退休后一下子失去了生活的重心，随着身体一天天走向衰老，她不知道如何适应这些变化，久而久之，她开始将重心放在自己的身体上，但凡有一点不舒服，就开始担心自己是不是得了什么重病，越这么想身体反而越不舒服，就这么形成了恶性循环。

该如何缓解这些不适呢？

首先，在排除躯体疾病的前提下，放下对精神疾病的偏见，勇敢地走入精神科的大门，接受精神科医生的指导是第一步。其次，根据医生对情绪症状的评估，可接受相应的抗抑郁或抗焦虑药物治疗。最后，在医生的引导下，意识到某些生活事件对自己情绪造成了潜在的影响，是打破恶性循环的关键所在。针对这些问题可以接受相应的心理治疗，如家庭治疗或认知行为治疗。从心理治疗的角度来看，当你从积极乐观的角度看待事物，怀抱轻松的心态去生活，也会觉得万物可爱，全身舒爽！

要提醒大家的是，如果在看这篇文章的你或你的身边人，也有跟小张和王阿姨类似的经历，请记得一定要在排除躯体疾病的前提下，再去精神科就诊！

（卢盼盼）

电疗、电休克真的可以治病吗

谈起“电疗”，相信很多人都会想到一些骇人的场景。

或许会想到《飞越疯人院》中那座黑暗的精神病院，所有不听话的患者都要被带到一个神秘的房间，整个身体被五花大绑，在头上进行电击，之后全身肌肉不受控制地抽搐、口吐白沫、嘴眼歪斜……

那么，医学上使用的电休克疗法，究竟是怎么样的呢？

什么是电休克？

电休克一般指电痉挛，也称电抽搐，是通过对大脑进行短暂的电刺激，来改善精神症状的一种非药物治疗方法。

早期的传统电休克是在没有麻醉的情况下进行的，患者可能会发生骨折等不良事件。而随着医学的进步，现代的电休克与以前已大不相同。目前医学上使用的电休克多是改良电抽搐，又称无抽搐电休克。

无抽搐电休克的操作流程是通过药物，让患者进入全身麻醉状态，操作者将电极置于患者头部，通过头皮电极将电流传递到大脑，导致大脑皮质癫痫样放电，通常持续 20 ～ 60 秒。

由于患者处于麻醉状态，因此既不会抽搐，也不会感觉到电流。

一次治疗需要 20 ～ 25 分钟。患者通常每周接受 2 ～ 3 次治疗，一疗程共 6 ～ 12 次，具体治疗次数取决于疾病的严重程度和对治疗的反应。

电休克治什么病？

在精神科诊疗中，通常当其他治疗（包括药物治疗和心理治疗）无效时，医生会根据患者的情况整体评估，之后考虑选择使用电休克治疗。

但对于某些存在严重自杀想法或行为、冲动、躯体状况不断恶化的患者需要快速控制病情的状况，电休克可作为首选治疗方式。

此外，电休克对缓解各类难治性精神疾病非常有效。临床证据表明，电休克用于治疗难治性抑郁症患者，有效率为 60% ～ 80%。在难治性精神分裂症患者中，电休克有效率为 40% ～ 70%。对于双相情感障碍患者，电休克也会在数周内使症状得到控制。

电休克安全吗？

电休克疗法目前是一种安全性高、治疗效果好、不良反应较少的非药物治疗技术。不良反应主要是影响记忆力，不过这通常会在治疗结束后逐渐恢复。

此外，一些患者会在接受电休克治疗的当天感到恶心、头痛或肌痛等。不过这些症状往往会自行缓解，必要时可以通过药物进行改善。

由此看来，对现代的电休克少一点妖魔化，在疾病出现时，少一些因为认识不足导致的恐惧和焦虑，我们也会多一种与病魔战斗的“武器”。但需注意的是，这个“武器”的使用应在正规医疗机构进行。

（周盈盈）

孩子总是挤眉弄眼，警惕患有抽动障碍

6 岁的夏夏今年刚进入小学，入学一段时间后，夏夏的班主任就找夏夏的父母谈话，说夏夏上课的时候总是不停地眨眼、做鬼脸，班主任建议夏夏的父母赶紧带孩子去医院看看。夏夏的父母半信半疑地带着夏夏就诊，医生说，夏夏很可能是患了抽动障碍。

什么是抽动障碍？有哪些症状？

抽动障碍是儿童青少年中较为常见的一种神经精神疾病，主要表现为不自主地、反复地、快速地一个或多个部位运动肌肉抽动或发声肌肉抽动。两类抽动表现又分别包括简单和复杂形式。运动抽动的简单形式如眨眼、皱眉、皱鼻、耸肩、斜颈等，复杂形式如做鬼脸、甩动四肢、拍打、蹦跳等；发声抽动的简单形式如清理喉咙、犬叫、嗤鼻、吼叫等，复杂形式如模仿语言、重复语言、秽语等。

根据临床表现、发病年龄和病程，抽动障碍分为短暂性抽动障碍、慢性运动或发声抽动障碍和 Tourette 障碍三种临床类型。其中，慢性运动和发声抽动表现在 Tourette 障碍的病程中会同时存在，而在另外两种临床类型中不会同时存在。

由于不知道是疾病的原因，有些家长以为这些抽动症状只是孩子的小毛病，不予重视；还有些家长以为是孩子故意这么做而感到很生气，责令其改正。然而，这些抽动症状是不自主的，孩子无法长时间控制自己，家长的一再提醒反而使抽动症状更加频繁和严重。部分孩子在抽动发生前会体验到局部的不适感，而随之发生的抽动症状可能与缓解这些不适感有关。

抽动障碍的病因有哪些？

抽动障碍的具体病因尚不明确，可能是多种因素共同作用的结果，既与遗传、神经生物学等因素有关，又有心理因素的参与。在研究中还发现，抽动症状通常在受到心理刺激、情绪紧张、处于疾病状态或者被提醒时发作加重，而通常在情绪放松、睡眠或者注意力集中时发作减轻。

抽动障碍有哪些危害？

明显的抽动症状会使孩子产生羞愧、自卑、焦虑的情绪，给孩子的日常生活、人际交往和学习带来不同程度的困扰；另外，患抽动障碍的孩子常会出现其他精神合并症，如注意缺陷多动障碍和强迫症，甚至出现破坏和自我伤害行为。这些合并症甚至会给患儿及其家庭造成更严重的负面影响。

抽动障碍如何治疗？家长能为孩子做些什么吗？

家长要建立起对抽动障碍这种疾病的正确认知，与孩子共同面对这一疾病。在日常生活中尽可能避免加重发作的因素，帮孩子增强信心，鼓励孩子多和周围人交际，多去参加各种活动；同时家长也应该和老师沟通说明孩子的情况，取得老师的理解和帮助，以减轻孩子在学校里的心理压力。由于大多数情况下抽动症状会在成年后减轻甚至消失。因此，如果症状不影响日常生活和学习，就不必进行过多干预；抽动症状较轻，可以采用心理治疗，如抽动症的综合行为干预（CBIT）疗法；但如果抽动症状或者合并症状严重，影响了正常生活、学习，此时要遵照医嘱进行规范的药物治疗，辅以心理治疗。

（周　洋）

孩子生病，家长为什么也要做心理治疗

孩子心理出现问题就医的时候，医生常常要求家长一起做心理治疗，但是在和父母解释的时候，大多数家长会觉得：明明是孩子出现了问题，为什么我们也要做心理治疗呢？其实，这是临床上用到的一种心理治疗方法——家庭治疗。

什么是家庭治疗？

家庭治疗是以家庭为对象实施的团体心理治疗模式，它的目标是帮助家庭消除异常与病态的情况，来形成健康的家庭环境。它将家庭看成一个系统，认为家庭中各成员之间相互联系，相互影响，其中一个成员的心理问题来源于家庭人际关系处理不当，反过来，家庭中某一成员的情绪反应和行为又会影响到家庭的其他成员。

为什么要进行家庭治疗呢？

每个孩子在成长的过程中，都会受到原生家庭的影响，如果原生家庭有问题，会对孩子的人生观、价值观等造成影响。

这时，使用家庭治疗的方法，可以让家庭成员一起加入，从家庭系统进行分析，更好地帮助孩子解决问题。

家庭治疗的适应证有哪些?

家庭治疗的适应证非常广泛，下面所有的情况都可采用家庭治疗的方法干预:

（1）家庭成员有冲突，经过其他治疗无效;

（2）症状在一个人身上，但是反映的却是家庭系统有问题;

（3）在个别治疗中不能处理的个人冲突;

（4）家庭对于患病成员的忽视或过分焦虑;

（5）家庭对个体治疗起到了阻碍作用;

（6）家庭成员必须参与某个患者的治疗;

（7）个别心理治疗没有达到预期在家庭中应有的效果;

（8）家庭中某个成员与他人交往有问题;

（9）家庭中有一个反复发作、慢性化精神疾病的患者;

（10）家庭中有处于青少年期的成员;

（11）症状主要表现为：情绪—行为问题（抑郁、焦虑等）、摄食障碍、学习问题、独立—依赖问题等。

家庭治疗的禁忌证是相对的，在重性精神病发作期等情况中，首选暂不考虑家庭治疗。

家庭治疗具有独特的优势，对于患有心理疾病的人群尤其是青少年，适当的家庭治疗有利于家庭成员间的理解支持与化解家庭矛盾。另外，运用家庭治疗时与药物治疗、其他心理治疗等方法结合起来，会使治疗达到更好的效果。

总之，对于父母与子女住一起的家庭，在父母不能应付孩子的行为问题、家庭针对某一个问题存在“罪魁祸首”时，家庭治疗有效；如果有其他疾病，如心境障碍、精神分裂症等，家庭治疗可作为辅助手段。

（张云龙）

孕妇可以服用精神类药物吗

孕妇最担心的问题可能是精神类药物是否会影响胎儿的健康。服用药物会有一定的潜在风险，在怀孕早期（怀孕 3 个月以内）服用药物胎儿可能出现严重畸形，在怀孕晚期（怀孕最后 3 个月）服用药物可能引起新生儿中毒，怀孕期间服用药物还可能长期影响胎儿神经行为以及成年期身体健康。因为孕妇群体的特殊性，在该群体做精神药物安全性研究很难实现，所以在孕期使用精神类药物的安全性无法得到明确证实。但是，如果孕妇为了胎儿的健康而停用药物，又会面临复发的风险，这对孕妇和胎儿都不利。那么该如何选择？根据《Maudsley 精神科处方指南》，我们整理出以下几点建议，希望对大家能有一定的帮助。请大家谨记，不可擅自做主，一定要咨询专业人士，慎重抉择。

新诊断精神疾病的孕妇

全面评估，判断服用药物的利弊。如果服药弊大于利，那么怀孕头 3 个月要尽可能避免所有药物（此期胎儿的主要器官正在形成）。如果非药物治疗（如心理治疗）不合适或效果不佳，可以选用已证实药物的最低有效剂量（需要专业人士指导）。

目前服用精神类药物的女性计划怀孕

经过专业人士系统评估后，如果患者状态良好或复发风险低，那么应该考虑终止药物治疗；如果患有严重精神疾病或复发风险高，那么不建议终止药物治疗，可以考虑换用低风险药物，但需要注意的是，换药可能增加复发风险。

目前服用精神类药物者已怀孕

不建议患严重精神疾病或者疾病复发风险高的孕期女性突然终止药物治疗，因为与继续有效的药物治疗可能带来的危害相比，精神疾病的复发最终对母亲和胎儿的危害更大（如疾病复发而导致认知异常、自理能力变差、行为冲动等而做出损害自己和胎儿的事情）。另外，孕期精神疾病也可能与先天畸形和围产期死亡有关，即使停用已知有致畸风险的药物，也可能消除不了胎儿畸形的风险。建议继续服用目前有效的药物，而不是换药，以减少胎儿暴露的药物种类。

无论是新诊断精神疾病的孕妇、目前服用精神类药物且计划怀孕的女性，还是目前服用精神类药物已怀孕的女性，这对于她们来说都是一个艰难的选择，都会经历很痛苦的思想斗争，但咨询专业人士是必需的！

（孔志斐）

精神疾病可以治好吗

精神疾病是以认知、情感、意志行为偏离常态为主要表现的一大类疾病，包括精神分裂症、双相情感障碍、抑郁障碍、失眠障碍等不同谱系的精神障碍，病因尚不清楚，与遗传因素有一定的关系，经过积极的治疗后病情可以得到有效缓解，部分患者症状可完全消失。

与精神疾病相关的因素有很多，包括神经递质的改变、遗传学因素、精神创伤、生活压力、家庭关系不和谐、工作受挫等生物、心理和社会因素，各种因素之间又相互影响，共同参与精神疾病的发生、发展和转归。比如，精神分裂症、双相情感障碍、抑郁障碍等精神疾病具有一定的遗传学基础，也就是说该类疾病患者某些基因位点与正常人的不同，且该类患者的后代出现精神疾病的风险比正常人的后代要高，但这并不代表精神疾病患者的后代一定会患精神疾病，因为精神疾病除了与遗传因素有关外，还与其他生理、心理和社会因素有关。或许精神疾病患者的后代无法改变自身的基因，无法改变自身是患精神疾病的高危人群这一事实，但是我们可以做的是，通过适度运动、健康饮食、规律作息、学习自我调节技术、建立和谐人际关系等方法保持身体健康和心理健康，以降低精神疾病发生的可能性。假如患了精神疾病，我们可以做的是积极寻求专业人员的帮助，积极治疗，在专业人员的指导下面对疾病，战胜疾病。

在积极治疗的情况下，我们相信精神疾病患者的病情会得到一定缓解，有些症状甚至可以完全消失。因为多数精神疾病具有慢性化、易复发等特点，建议患者坚持足量、足疗程治疗，也就是要按照医生的指导，服用足够剂量的药物，并服用足够长的时间，不能因为自己觉得病情好转了或担心药物不良反应就擅自减药或者停药。擅自减药或者停药是疾病复发的重要因素，且疾病复发又会增加疾病的治疗难度，损害社会功能的恢复。如果自己感觉病情好了，想减少服用药物的剂量或者停药，一定要咨询精神科医生，在医生全面评估后，根据医生的指导做药物的调整，以降低复发风险。在病情相对平稳的时候，患者也可以选择康复治疗或者心理治疗，学习一些适合自己的心理调适技术，增加心理弹性和提高自我调节能力，促进自己能够与症状和平共处，笑对每一天。

精神疾病与生物、心理、社会等多种因素有关，虽然精神疾病患者的后代患精神疾病的风险较正常人要高，但我们可以以科学的方法保持身心健康，降低患病风险。虽然多数精神疾病有慢性化和易复发的特点，但是我们相信坚持足量、足疗程的积极治疗能够有效缓解症状。重要的不是拥有什么，而是我们能够做什么。真心希望大家去做一些具体的事情，为自己的健康保驾护航。

（孔志斐）

精神疾病患者拒绝吃药怎么办

精神疾病的治疗主要是药物治疗，足量、足疗程的药物治疗对缓解精神症状至关重要。但是，精神疾病患者可能会出现拒绝服药的情况，这令很多患者家属不知所措、痛苦万分。精神疾病不同于躯体疾病的一大特点是，有些精神疾病患者没有自知力，即不认为自己患有精神疾病，所以拒绝服药。

患者拒绝服药的原因可能有以下几种（但不限于这几种原因），我们逐一叙述。

无自知力，拒绝服药

患者否认自己患有精神疾病，不愿意服药，这是非常难处理的一种情况，也是让家属很苦恼的情况。如果患者病情较轻，没有自伤、自杀或危害他人安全的风险，可以尝试使用长效药物（具体需要咨询精神科医生）；如果患者病情较重，严重影响日常生活，建议尽早住院治疗（住院期间，患者由专业人员医治和护理，这有助于增加患者治疗的合作性和缓解患者的病情）；如果出现自伤、自杀或危害他人安全的行为或存在这些风险，那么为了尽快缓解患者的病情以保障患者及他人的安全，建议住院治疗（如果可能，尽量征得患者的同意；如果无法征得患者的同意，可以由其监护人决定办理“非自愿住院治疗”）。

存在自知力，但认为药物不良反应大，担心对身体造成损害

如果可以的话，建议家属陪同患者一起将对药物的具体担心列出来，然后咨询精神科医生，由医生解释药物的不良反应、发生的可能性、应对措施等，以减少患者对此的担心。

之前按医生的指导服药，目前自觉病情好了，擅自停药

不可擅自减药或停药，这会增加疾病复发的风险。建议家属与患者一起咨询精神科医生，听从医生的建议。

觉得病情较轻，不愿用药物治疗，希望自我调整

建议家属和患者咨询精神科医生，由医生全面评估患者病情，判断是否需要服药，是否可以非药物治疗，如重复经颅磁刺激、心理治疗等。

有些家属可能会觉得患者精神出现问题了，他们不能做出理智的选择了，于是家属为了患者的病情能够得到治疗，便以某种患者不知情的方式给患者服药，这样做可能影响患者对家

属的信任，影响长远的治疗。家属和患者之间的陪伴、支持和信任是有效治疗的基础。当患者拒绝服药时，建议先与患者平和交流，了解患者的真实想法，然后咨询精神科医生，共同寻找合理有效的解决方法。

（孔志斐）

精神科药物会不会越吃越傻

精神科药物的不良反应是很多患者担忧的问题，也是精神科医生经常被问到的问题。目前没有科学证据表明精神科用药导致变傻。但由于疾病的实际情况是非常复杂的，有多种情况会使患者或家属产生“变傻了”的感受，进而误解为“精神科药物越吃越傻”。下面通过几个案例为大家做出解释。

案例一：抑郁发作。老王因为工作上压力过大导致持续情绪低落，遇到一点小事就会紧张焦虑、浑身难受，晚上满脑子想的都是悲观的事情，难以入睡。他就诊精神科门诊，开始服用抗抑郁和抗焦虑的药物。服药后老王总算晚上能睡着觉了，可是白天也很困倦，上午下午都想睡觉，反应也变慢了。老王担心自己一开始吃药就这样，以后这个状态还怎么工作呀？

解答：在抑郁的患者中，紧张焦虑、失眠都是很常见的症状，而控制焦虑、改善睡眠往往需要用到具有镇静催眠作用的药物。在药物的作用下，患者可能会觉得困乏、嗜睡、反应迟钝，家属可能会看到患者整天睡觉、什么也不做，产生“变傻”的错觉和担忧，但实际上患者的智力并未受到影响。随着躯体对药物的适应及治疗后病情本身的好转，以上症状会逐渐减轻。

此外，抑郁本身也经常会导致注意力、记忆力减退，精力下降，如果吃着抗抑郁药但药物疗效不足、病情进一步加重，也会造成“越吃药越傻”的错觉。

案例二：精神分裂症。小刚 20 岁时经常凭空听到有人在议论自己、觉得周围的人都要害自己，被确诊为精神分裂症，经过抗精神病药物治疗后好转。此后多年小刚的病情又复发了 3 次，尽管每次都在治疗后缓解了，但小刚感觉自己的脑力逐渐不如以前，工作能力也下降了，怀疑是自己长年吃药导致变傻。

解答：遗憾的是，随着精神分裂症本身的发展，大脑的认知功能会逐渐受损，会逐渐变得不如以前聪明。药物治疗无法逆转疾病对大脑带来的损伤，但如果能够有效地控制病情，就能更好地保护脑功能，从而延缓大脑认知功能的衰退。倘若不进行治疗，任由病情发展的话，大脑功能会损坏得更快。

案例三：双相情感障碍。小明在躁狂发作时会觉得自己头脑特别聪明，思维特别活跃，总是很兴奋，精力充沛，晚上不怎么睡也完全不困，每天都能完成很多事情，感觉自己无所不能。在接受抗躁狂的药物治疗后，小明觉得自己的脑子不像吃药前那么灵光了，思维的速度也慢下来了，整体状态不像之前那么活力四射，所以认为自己是吃药吃得变傻了，不想继续吃药。

解答：这是治疗中发生的正常现象，因为那种“特别聪明”的状态其实是躁狂发作的病态，是大脑的过度兴奋，而不是真的更聪明了。通过药物治疗只是让患者恢复了原本的正常状态，由于跟躁狂发作时的兴奋状态有落差，才会觉得自己是“吃药变傻了”。

以上是在正常药物治疗过程中常见的几种“感觉自己变傻”的情况，原因各不相同，但都并非药物导致变傻，患者仍然需要继续药物治疗。除此之外，也可能会出现药物治疗与患者病情不匹配的情况，或许是“药不对症”，或许是当前药物不足以阻止病情发展，或许是存在明显的药物不良反应。如果对当前的病情及精神科用药的不良反应有疑问，请先不要放弃药物治疗，建议您及时于门诊就诊，向专业的精神科医生讲述您的困扰，并咨询讨论是否需要调整用药。

（李朝伟）

漏服一次精神科药物怎么办

绝大多数患者在服用精神科药物期间都会面临漏服药物的情况，我们在这时候常常会不知所措，国内大多说明书中也没有漏服药物的处理说明，并且通常无法及时联系到医生，这给患者带来了非常大的困惑，很多患者甚至因为不知道该怎么补服而干脆自行停药。规律服药对于有效的治疗来说非常关键，那么，遇到漏服精神科药物如何处理，如何减少漏服药的行为呢？

（1）首先可以查看药品说明书，关注有无相关漏服药和延迟服药的具体建议，若无相应的建议，有条件的患者可进入 NHS 网站（www.nhs.uk/medicines/）进行查阅。

（2）一次漏服精神科药物，建议根据延迟的时长选择服用方法：

1）如果漏服的时长在正常服药间隔一半的时间内，建议立即补服。如每天早上 8 点服用精神科药物，服药间隔为 24 小时，如果在 20 点前发现漏服，可以立即补服；每天早上 8 点及 20 点各服用 1 次药物，服药间隔为 12 小时，如果在 14 点前发现漏服，可以立即补服。

2）如果漏服的时间已经超过了正常服药间隔的一半，建议不补服，在下次服药时按正常剂量服用。如每天早上 8 点服用精神科药物，服药间隔为 24 小时，如果在 20 点后发现漏服，则不需要补服，第二天早上 8 点继续服用即可；每天早上 8 点及 20 点各服用 1 次，服药间隔为 12 小时，如果在 14 点后发现漏服，则不需要补服，正常 20 点服用即可。

3）对于助眠药，可按需使用，不存在补服。

4）需要注意的是，一些精神科药物有特殊的补服方法，如锂盐，只要漏服时距离下次服药时间大于 2 小时，则可立即补服。

5）如果连续多次漏服精神科药物，建议咨询医生用药建议，不同药物具体处理方法不一样，很多药物需要重新滴定，切不可自行以原剂量继续服用。

6）需要重点记住的是：一定不可在下次服用时使用双倍剂量！一次服用双倍剂量的危害甚至大于偶尔漏服一次。

7）最根本的是，希望大家尽量避免漏服情况，保证体内药物浓度的稳定，避免造成疾病复发。

（3）以下是防止忘记服药的小技巧：

1）设置提醒。使用手机或智能手表的闹钟功能或日历设置提醒；

2）将服药与另一个日常习惯配对。如将早上需要与食物一起服用的药物放在吃早餐的桌子上，或将晚上需要服用的药物放在睡前使用的护肤品旁等；

3）使用药盒。将每天的药分顿放在药盒里，可以一周为单位，这样每一顿药是否服用便一目了然。

（张安琪）

什么情况下需要在精神科住院治疗

提到精神科医院的病房，大家会想到什么？可能会联想到在影视作品和小说中，那些癫狂、混乱，甚至有暴力危险的场景，认为只有“疯子”才会到那里住院。但实际上，那只是很小的一个侧面。精神科包含多种多样的疾病，很多思维、情绪、意志行为方面的问题都可以住院进行治疗。下面为大家介绍两种住院方式：非自愿住院和自愿住院。

非自愿住院治疗的情况

根据我国精神卫生法的规定，经过精神科医生的诊断和病情评估，伤害自身或者危害他人安全的严重精神障碍患者，应当接受非自愿住院治疗。所谓“非自愿住院”，是无须患者本人同意的，住院后患者也不能主动要求出院。这里要分两种情况：有伤害自身的行为或风险的，监护人可以决定不送患者住院，由监护人在家看护患者；有危害他人安全的行为或风险的，则必须要住院治疗，除非精神科诊断和鉴定有变化。

以下摘录《中华人民共和国精神卫生法》的部分原文，以

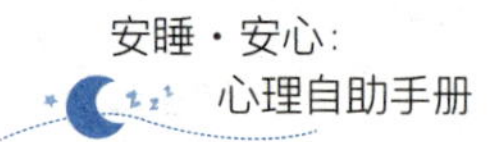

供参考：

第三十条　精神障碍的住院治疗实行自愿原则。

诊断结论、病情评估表明，就诊者为严重精神障碍患者并有下列情形之一的，应当对其实施住院治疗：

（一）已经发生伤害自身的行为，或者有伤害自身的危险的；

（二）已经发生危害他人安全的行为，或者有危害他人安全的危险的。

第三十一条　精神障碍患者有本法第三十条第二款第一项情形的，经其监护人同意，医疗机构应当对患者实施住院治疗；监护人不同意的，医疗机构不得对患者实施住院治疗。监护人应当对在家居住的患者做好看护管理。

自愿住院治疗的情况

除了以上提到的有危险的情况，大多数情况都可以自由选择在门诊治疗或者住院治疗，患者可以自己决定是否住院，住院后也可以自己决定出院。门诊治疗的不足之处在于药物调整较为缓慢，且医生难以及时了解到药物调整的效果及药物不良反应，也难以观察到患者实际的日常生活状态。如果同时患有多种其他疾病，药物的调整会更加困难。若患者的疾病对正常生活造成了明显的影响、长期门诊治疗效果不佳，医生往往会建议住院治疗。

以下为大家列举一些常见的可能患有精神科疾病的情况，可以选择在精神科住院治疗：①长期情绪低落，对一切失去兴趣，甚至想要结束自己的生命；②情绪不稳定或情绪过度兴奋、暴躁易怒；③难以控制自己的行为，如厌食、暴食、对烟酒或药物成瘾；④有虚幻的知觉，如听到了并不存在的声音、看到了并不存在的事物；⑤总是觉得别人在针对自己、在背后议论自己，甚至谋害自己；⑥多种多样的身体不适反复出现，但多次在医院各科室做各种检查都没有发现任何异常；⑦睡眠方面的问题，如失眠、睡眠质量差、嗜睡等。

住院期间除了方便药物调整，还能有更充分的时间与医生交流病情与生活，医院规律健康的作息也能帮助患者调整生活习惯、让身心得到休养。在住院期间患者还可能遇到与自己病情、境遇相似的人，得到共鸣和新的友谊。

总之，本文介绍了需要在精神科医院住院的一些情况，如果有上述情况，可以就诊精神科门诊进行住院申请。

（李朝伟）

因抑郁症休学后怎样复学

抑郁症往往会对青少年的学习生活造成很大影响，严重的可能会导致休学。在经过一段时间的治疗和休养后，情绪状态有所好转，家长和患者在考虑到复学时，内心往往会有这样的矛盾：既希望能够尽快回归正轨，又害怕回到学校后病情复发。那么，我们应该怎样做才能更顺利地完成复学呢？下面为大家提供一些建议。

确认病情已好转到可以去上学的程度

在病情刚刚有所好转时，一般不建议过于着急返校。抑郁症的治疗是一个漫长的过程，包括急性期、巩固期、维持期，需要我们有足够的耐心。上学往往会比在家休养承担更大的心理压力，在病情部分好转时，其实仍然处于不稳定的状态，过早承担过大的压力可能会导致病情再次加重，治疗期延长，反而会导致更难恢复到正常的学习生活状态。可以在门诊复诊时向医生咨询关于复学的建议。如果情绪状态已经基本恢复到了正常状态，且能连续数周保持稳定，那么可以逐渐考虑恢复学习。

可循序渐进增加学习任务

学业压力过大本身就是导致情绪低落的常见原因之一。在休学期间，往往较少承担学习任务或完全不承担学习任务，倘若从轻松的状态直接进入全日制学习的“满负荷”状态，可能会一下子难以适应、难以完成规定的学习任务，甚至失去信心，导致病情波动。我们建议在完全复学之前，可以循序渐进增加学习任务，这样不仅能够让适应过程更加平缓，不会产生太大的落差，而且还能检验是否真的已经恢复到可以上学的状态。例如，可以在家从每天学习 1 个小时开始，看自己是否能够坚持，如果能够适应就逐渐增加学习时长，逐渐达到学校的学习时长；不必追求一下子恢复所有科目的学习，可以从自己比较擅长的科目开始，逐渐找回专注学习的状态，然后再逐渐增加科目；返校之后，可由家长跟学校协商减轻学习负担，从每天上半天课开始适应，或者不用上晚自习，适当减少作业，若适应良好再逐步增加至正常水平。

为可能出现的社交问题做准备

社交压力也是复学过程中需要面对的困难之一。例如，如果同学们问起之前休学的原因，要如实回答自己的病情还是作为隐私保留？如果被同学发现自己吃药，要如何解释？如果回归的不是原先的班级，结识新同学、融入新集体也可能成为压力的来源，尤其是对于之前就内向、不擅长社交的患者。这些情况都要预先与家长、医生进行商讨，以免出现这些情况时不知所措，实际遇到这些问题时也要及时跟家长沟通，必要时可寻求心理医生的帮助。

为突发危险情况备案

在医院住院以及在家长看护下，患者有情绪波动时可以比较及时地被观察到并获得帮助，避免发生极端情况。而在学校时倘若遇到了负性事件、突然情绪特别低落，不一定能及时获得帮助和调节，可能会在负性情绪中越陷越深，以至于伤害自己。因此，如果陷入了难以坚持的状态，应立即告诉班主任、联系家长，必要时需紧急送医。

继续坚持治疗及复诊

一般建议每 2 ～ 4 周复诊一次。如果近期病情波动较多或药物不良反应较明显，可缩短复诊间隔时间，及时与医生沟通。如果有紧急情况应当尽快急诊就诊，同时要坚持遵医嘱服药。即使病情明显好转，也不可自己决定减药或停药，否则容易病情复发，应当在医生的指导下逐渐减药。坚持进行心理治疗也能够帮助我们更好地适应复学。

在以上的建议中，除了患者本人的努力，家长的作用也是至关重要的。家长的理解和支持能让家庭成为孩子温暖的港湾，在复学过程中的痛苦可以在这里疗愈。对于很多患者来说，家庭关系的问题本身就是抑郁发作的重要原因，这种情况下家长能认识到自己的问题并主动改变，能够认真耐心地对待孩子的心理需求，将会给后续的康复提供巨大的助力。

（李朝伟）

参考文献

[1] Edú-Valsania S, Laguía A, Moriano JA. Burnout: A Review of Theory and Measurement [J]. Int J Environ Res Public Health. 2022, 15(1): 53-63.

[2] van Dis EAM, van Veen SC, Hagenaars MA, et al. Long-term Outcomes of Cognitive Behavioral Therapy for Anxiety-Related Disorders: A Systematic Review and Meta-analysis [J]. JAMA Psychiatry, 2020, 77(3): 265-273.

[3] Ruscio AM, Brown TA, Chiu WT, et al. Social fears and social phobia in the USA: results from the National Comorbidity Survey Replication [J]. Psychol Med. 2008, 38(1): 15-28.

[4] Ozbay F, Fitterling H, Charney D, et al. Social support and resilience to stress across the life span: a neurobiologic framework [J]. Curr Psychiatry Rep. 2008, 10(4): 304-310.

[5] Dunn EW, Aknin LB, Norton MI. Spending money on others promotes happiness published correction appears in Science [J]. Science. 2008, 319(5870): 1687-1688.

[6] An HY, Chen W, Wang CW, et al. The Relationships between Physical Activity and Life Satisfaction and Happiness among Young, Middle-Aged, and Older Adults [J]. Int J Environ Res Public Health. 2020, 17(13): 4817.

[7] Alexander R, Aragón OR, Bookwala J, et al. The neuroscience of positive emotions and affect: Implications for cultivating happiness and wellbeing [J]. Neurosci Biobehav Rev. 2021, 121: 220–249.

[8] Galima SV, Vogel SR, Kowalski AW. Seasonal Affective Disorder: Common Questions and Answers [J]. Am Fam Physician. 2020, 102(11): 668–672.

[9] Iancu I, Bodner E, Joubran S, et al. Negative and Positive Automatic thoughts in Social Anxiety Disorder [J]. Isr J Psychiatry Relat Sci. 2015, 52(2): 129–135.

[10] Bachelor A, Bleau P, Raymond D. Cognitive and psychodynamic correlates of depressive symptomatology [J]. Psychol Rep. 1996, 78(3 Pt 1): 824–826.

[11] Watkins ER, Roberts H. Reflecting on rumination: Consequences, causes, mechanisms and treatment of rumination [J]. Behav Res Ther. 2020, 127: 103573.

[12] Peleg M, Peleg O. Personality and Family Risk Factors for Poor Mental Well-Being [J]. Int J Environ Res Public Health. 2023, 20(1): 839.

[13] Palagini L, Hertenstein E, Riemann D, et al. Sleep, insomnia and

mental health [J]. J Sleep Res. 2022, 31(4): e13628.

[14] Taylor DJ, Lichstein KL, Durrence HH, et al. Epidemiology of insomnia, depression, and anxiety [J]. Sleep. 2005, 28(11): 1457–1464.

[15] Linden M, Schermuly–Haupt ML. Definition, assessment and rate of psychotherapy side effects [J]. World Psychiatry. 2014, 13(3): 306–309.

[16] Lu J, Xu X, Huang Y, et al. Prevalence of depressive disorders and treatment in China: a cross–sectional epidemiological study [J]. Lancet Psychiatry. 2021, 8(11): 981–990.

[17] Fernández–Álvarez J, Rozental A, Carlbring P, et al. Deterioration rates in Virtual Reality Therapy: An individual patient data level meta–analysis [J]. J Anxiety Disord. 2019, 61: 3–17.

[18] Borecki L, Gozdzik–Zelazny A, Pokorski M. Personality and perception of stigma in psychiatric patients with depressive disorders [J]. Eur J Med Res. 2010, 15 Suppl 2(Suppl 2): 10–16.

[19] Campo–Arias A, Herazo E. The Stigma–discrimination Complex Associated With Mental Disorder as a Risk Factor for Suicide [J]. Rev Colomb Psiquiatr. 2015, 44(4): 243–250.

[20] Seeman N, Tang S, Brown AD, et al. World survey of mental illness stigma [J]. J Affect Disord. 2016, 190: 115–121.

[21] Depression in adults: treatment and management. London: National Institute for Health and Care Excellence (NICE). 2022.

[22] Shetty P, Mane A, Fulmali S, et al. Understanding masked depression: A Clinical scenario [J]. Indian J Psychiatry. 2018, 60(1): 97–102.

[23] Bonilla–Jaime H, Sánchez–Salcedo JA, Estevez–Cabrera MM, et al. Depression and Pain: Use of Antidepressants [J]. Curr Neuropharmacol. 2022, 20(2): 384–402.

[24] Malhi GS, Mann JJ. Depression [J]. Lancet. 2018, 392(10161): 2299–2312.

[25] Lu J, Xu X, Huang Y, et al. Prevalence of depressive disorders and treatment in China: a cross–sectional epidemiological study [J]. Lancet Psychiatry. 2021, 8(11): 981–990.

[26] Kishi T, Ikuta T, Sakuma K, et al. Antidepressants for the treatment of adults with major depressive disorder in the maintenance phase: a systematic review and network meta–analysis [J]. Mol Psychiatry. 2023, 28(1): 402–409.

[27] Kishi T, Sakuma K, Hatano M, et al. Relapse and its modifiers in major depressive disorder after antidepressant discontinuation: meta–analysis and meta–regression [J]. Mol Psychiatry. 2023, 28(3): 974–976.

[28] Cairns KE, Yap MB, Pilkington PD, et al. Risk and protective factors for depression that adolescents can modify: a systematic review and meta–analysis of longitudinal studies [J]. J Affect Disord. 2014, 169: 61–75.

[29] Marwaha S, Palmer E, Suppes T, et al. Novel and emerging treatments for major depression [J]. Lancet. 2014, 169: 61–75.

[30] van Bronswijk S, Moopen N, Beijers L, et al. Effectiveness of psychotherapy for treatment–resistant depression: a meta–analysis and meta–regression [J]. Psychol Med. 2019, 49(3): 366–379.

[31] Stewart DE, Vigod SN. Postpartum Depression: Pathophysiology, Treatment, and Emerging Therapeutics [J]. Annu Rev Med. 2019, 70: 183–196.

[32] Noble RE. Depression in women [J]. Metabolism. 2005, 54 (5 Suppl 1): 49–52.

[33] Green SM, Key BL, McCabe RE. Cognitive–behavioral, behavioral, and mindfulness–based therapies for menopausal depression: a review [J]. Maturitas. 2015, 80(1): 37–47.

[34] Alexopoulos GS. Depression in the elderly [J]. Lancet. 2005, 365(9475): 1961–1970.

[35] Tondo L, Vázquez GH, Baldessarini RJ. Depression and Mania in Bipolar Disorder [J]. Curr Neuropharmacol. 2017, 15(3): 353–358.

[36] Hirschfeld RM. Differential diagnosis of bipolar disorder and major depressive disorder [J]. J Affect Disord. 2014, 169 Suppl 1: S12–S16.

[37] Strawbridge R, Kurana S, Kerr–Gaffney J, et al. A systematic review and meta–analysis of treatments for rapid cycling bipolar disorder [J]. Acta Psychiatr Scand. 2022, 146(4): 290–311.

[38] 朱珊珊，廖莉萍，席永琴. 双相情感障碍患者心理弹性对病耻感与家庭功能间的中介效应观察[J]. 医学理论与实践，2023，36（9）:1588–1590.

[39] 林雪平，朱翠杏，肖旭曼，等. 家庭护理干预在双相情感障碍患者中的应用[J]. 齐鲁护理杂志，2018, 24（13）: 35–37.

[40] Penninx BW, Pine DS, Holmes EA, et al. Anxiety disorders [J]. Lancet. 2021, 397(10277): 914–927.

[41] Chawla N, Anothaisintawee T, Charoenrungrueangchai K, et al. Drug treatment for panic disorder with or without agoraphobia: systematic review and network meta–analysis of randomised controlled trials [J]. BMJ. 2022, 376: e066084.

[42] Ziffra M. Panic disorder: A review of treatment options [J]. Ann Clin Psychiatry. 2021, 33(2): 124–133.

[43] Weinstein A, Livny A, Weizman A. New developments in brain research of internet and gaming disorder [J]. Neurosci Biobehav Rev. 2017, 75: 314–330.

[44] Gao YX, Wang JY, Dong GH. The prevalence and possible risk factors of internet gaming disorder among adolescents and young adults: Systematic reviews and meta–analyses [J]. J Psychiatr Res. 2022, 154: 35–43.

[45] Salvi V, Migliarese G, Venturi V, et al. ADHD in adults: clinical subtypes and associated characteristics [J]. Riv Psichiatr. 2019, 54(2): 84–89.

[46] Anbarasan D, Kitchin M, Adler LA. Screening for Adult ADHD [J]. Curr Psychiatry Rep. 2020，22(12): 72.

[47] Stein DJ, Costa DLC, Lochner C, et al. Obsessive-compulsive disorder [J]. Nat Rev Dis Primers. 2019，5(1): 52.

[48] Ruscio AM, Stein DJ, Chiu WT, et al. The epidemiology of obsessive-compulsive disorder in the National Comorbidity Survey Replication [J]. Mol Psychiatry. 2010，15(1): 53-63.

[49] Knox J, Hasin DS, Larson FRR, et al. Prevention, screening, and treatment for heavy drinking and alcohol use disorder [J]. Lancet Psychiatry. 2019，6(12): 1054-1067.

[50] Millwood IY, Walters RG, Mei XW, et al. Conventional and genetic evidence on alcohol and vascular disease aetiology: a prospective study of 500 000 men and women in China [J]. Lancet. 2019，393(10183): 1831-1842.

[51] Rumgay H, Shield K, Charvat H, et al. Global burden of cancer in 2020 attributable to alcohol consumption: a population-based study [J]. Lancet Oncol. 2021，22(8): 1071-1080.

[52] 张明园 . 精神科评定量表手册 [M]. 2 版 . 长沙：湖南科学技术出版社 , 2016.

[53] 陆林 . 沈渔邨精神病学 [M]. 6 版 . 北京：人民卫生出版社 , 2018.

[54] Rossetti MG, Delvecchio G, Calati R, et al. Structural neuroimaging of somatoform disorders: A systematic review [J]. Neurosci Biobehav Rev. 2021，122: 66-78.

[55] Espinoza RT, Kellner CH. Electroconvulsive Therapy [J]. N Engl J Med. 2022，386(7): 667–672.

[56] Cohen SC, Leckman JF, Bloch MH. Clinical assessment of Tourette syndrome and tic disorders [J]. Neurosci Biobehav Rev. 2013，37(6): 997–1007.

[57] Leckman JF. Tic disorders [J]. BMJ. 2012，344: d7659.

[58] Woods DW, Himle MB, Stiede JT, et al. Behavioral Interventions for Children and Adults with Tic Disorder [J]. Annu Rev Clin Psychol. 2023，19: 233–260.

[59] 董俊杰，梁倩蓉．儿童心理问题的家庭治疗原则与策略 [J]. 妇儿健康导刊，2022, 1（1）：71–74.

[60] David Taylor, Carol Paton, Shitij Kapur 著．司天梅主译 .Maudsley 精神科处方指南 [M]. 12 版．北京：人民卫生出版社，2016.

[61] 唐宏宇，方贻儒．精神病学 [M]. 北京：人民卫生出版社，2014.

[62] Marshall B.Rosenberg 著．阮胤华译．非暴力沟通 [M]. 北京：华夏出版社，2019.

[63] Carvalho AF, Sharma MS, Brunoni AR, et al. The Safety, Tolerability and Risks Associated with the Use of Newer Generation Antidepressant Drugs: A Critical Review of the Literature [J]. Psychother Psychosom. 2016，85(5): 270–288.

[64] Meltzer HY. Update on typical and atypical antipsychotic drugs [J]. Annu Rev Med. 2013，64: 393–406.

[65] Khalil M, Hollander P, Raucher-Chéné D, et al. Structural brain

correlates of cognitive function in schizophrenia: A meta-analysis [J]. Neurosci Biobehav Rev. 2022, 132: 37–49.

[66] Miller L, Campo JV. Depression in Adolescents [J]. N Engl J Med. 2021, 385(5): 445–449.